Johannes Allgäuer

Tipps und Anwendungsmöglichkeiten

für den Orgonstrahler

erweitert und aktualisiert, 2024

Impressum:

© 2024 Johannes Allgäuer
Herstellung und Verlag: BoD – Books on Demand, Norderstedt
ISBN: 978-3-7597-1251-6

3. und erweiterte Auflage, 2024

Vorwort:

Gott zum Gruß, liebe Leser und Benutzer des Orgonstrahlers!

Es war höchste Zeit, nach 8 Jahren, eine neue, erweiterte Auflage herauszubringen, da ich mittlerweile neue Orgonstrahler baue, die noch besser geworden sind.

Alle meine Orgonstrahler sind von mir handgearbeitet und keine Massenproduktion, weshalb in der Farbvariante es schon einmal zu leichten Unterschieden kommen kann. Die Schwingung ist jedoch bei meinen Orgonstrahlern immer gleich.

Jetzt viel Freude beim Lesen, Tüfteln und Experimentieren wünscht euch, Euer Johannes

Inhaltsverzeichnis

Es geht los:

Seit meiner Kindheit bin ich in gewisser Weise hellsichtig, hellfühlig und spüre sehr viel.

Seit ich den direkten Draht zu unserem Schöpfer, GOTTVATER bewusst habe, ist mir vieles, was vorher nur unbewusst gelang, jetzt bewusst möglich. Ich baue meine Orgonstrahler und auch alle anderen Hilfsmittel selber und sie werden direkt von GOTTVATER im innigen Gebet mit ihm aufgeladen und haben die höchste Schwingung, die möglich ist. Da alle Strahler von mir intelligent sind, weil sie einen Orgonstrahler-Engel mit dabei haben, passen sie sich an den jeweiligen Menschen, das Tier oder die Pflanze, beispielsweise, an. Es geht bei 5000 Bovis-Einheiten los und geht so weit nach oben, wie der Mensch, das Tier oder die Pflanze es aushält.

Es gibt so viele Möglichkeiten für die Benutzung eines Orgonstrahlers, dass ich damit ein 500 seitiges Buch füllen könnte. Ich habe mich aber auf die wesentlichsten Dinge beschränkt, da es ja ein Einsteigerbuch sein sollte und 500 Seiten viele Menschen abschrecken würde, es zu lesen, so dass ich jetzt erst einmal das Wichtigste zu Papier bringe und bei großer Nachfrage ggf. ein zweites Buch schreibe.

So, viel Freude beim Lesen und viel Erfolg beim Tüfteln und Experimentieren!

Erste Versuche:

Moment! Ich möchte noch kurz erklären, was ein Orgonstrahler ist!

Der Name Orgon stammt von Wilhelm Reich der im letzten Jahrhundert Versuche machte, die Lebensenergie, die überall vorhanden ist, zu bündeln und für positive Dinge zu nutzen.

Meine Orgonstrahler sind so konzipiert, dass sie nur positive Dinge verrichten können. Nichts Negatives ist damit möglich!

Wie gesagt, passen sie die Schwingungen auf extremst feinfühlige Weise an die Energien des Menschen, der Tiere oder Pflanzen/Bäume an und erhöhen dann zusammen mit dem Menschen/Tier/Pflanze die Schwingungen.

Meine Orgonstrahler benötigen keinen Strom, sondern bezieht ihre Energie aus der von Gottvater zur Verfügung gestellten Energie, die überall verfügbar ist.

Da meine Orgonstrahler so einfach zu handhaben sind, möchte ich auch gleich erklären, wie ihr damit arbeiten könnt.

Die beiden Fotos zeigen den Orgonstrahler „Standard" einmal von hinten und danach von der Seite.

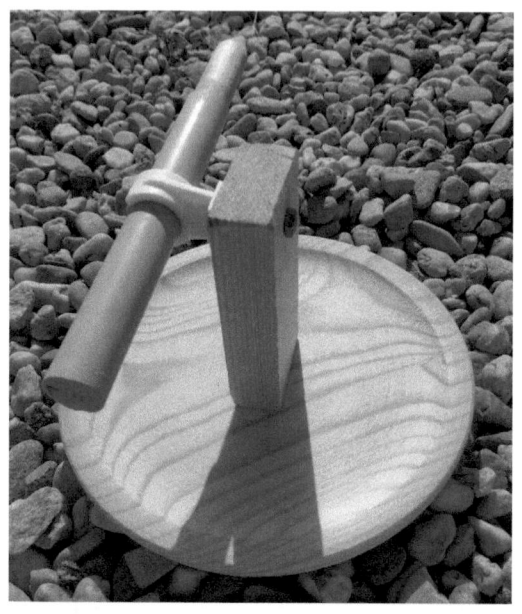

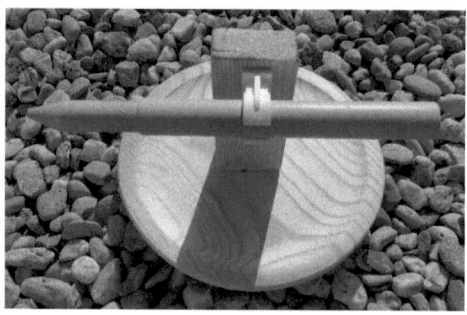

Die nächsten beiden Bilder zeigen den Orgonstrahler „Mini",
eine etwas einfachere Ausführung, da er nur ein Dreibein als
Ständer hat und nicht die bessere Ausführung mit dem
Vollholz-Teller, auf dem natürlich auch Dinge gelagert werden
können. Im Gegensatz zu meinem früheren Orgonstrahler
„Maria" haben meine neuen Orgonstrahler eine geistige

Weiterentwicklung gemacht und benötigen keine Anschlusskabel mehr, um Dinge einzustrahlen. Genauere Erklärungen folgen in Kürze. Die Fotos mache ich in diesem Buch nur mit dem Orgonstrahler „Mini", da er dafür leichter zu handhaben ist. Selbstverständlich könnt ihr den Orgonstrahler jederzeit aus der Halterung am Ständer/Teller herausholen und damit gezielt auch unterwegs arbeiten.

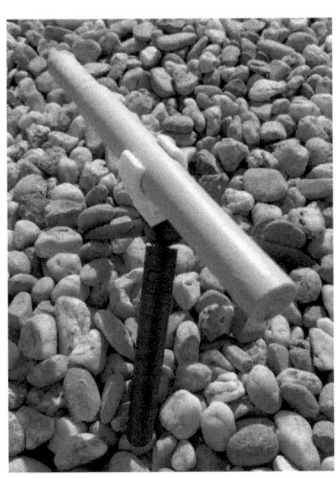 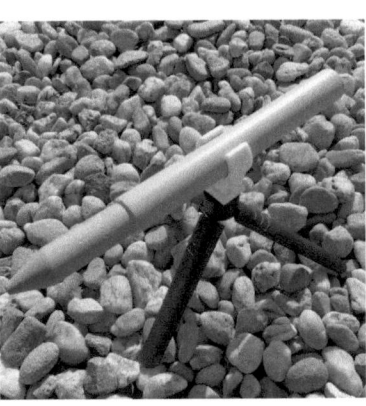

So, nachdem ich euch jetzt die verschiedenen Varianten meiner Orgonstrahler auch visuell vorgestellt habe, kommen wir zu den ersten Übungen:

Ihr stellt ihn mit der vorderen spitzen Seite vor euch hin und könnt jetzt damit beginnen, euch mit positiven Energien zu bestrahlen. Haltet einmal eure Hand vor die Spitze des Orgonstrahlers. Die meisten von euch werden eine kühle

Brise oder einen leichten Windzug spüren. Das ist die Orgonenergie, die ihr dann spürt.

Die Rückseite des Orgonstrahlers ist dazu da, um Blockaden oder ungute Dinge heraus zu ziehen oder zu neutralisieren. Auch dort spürt man als feinfühliger Mensch sofort die Energie, wenn man seine Hand davor hält.

Ich empfehle den Benutzern meiner Orgonstrahler, sich erst einmal mit ihm anzufreunden, ihn zu begrüßen und ihm „Grüß Gott" zu sagen, wie wir in Bayern sagen. Und dann kann man ihm nämlich alles sagen oder fragen was man möchte. Das Besondere an ihm ist nämlich, das jedem Orgonstrahler, wie ich schon andeutete, ein Beschützer-Engel zur Seite steht, der freiwillig diesen Liebesdienst absolviert. Und mit diesem Engel als Unterstützung könnt ihr jetzt arbeiten. Vielleicht gebt ihr dem Engel auch einen Namen, wenn ihr möchtet.

Wenn ihr bereit seid zum Arbeiten, stellt einmal euren neuen Orgonstrahler ca. 15 Minuten vor euch hin und lasst einmal die Energien, die er versendet, auf euch wirken.

So bekommt ihr ein erstes Gefühl, wie euer neuer Freund, denn das wird er bestimmt werden, auf euch wirkt.

Behandlung von Pflanzen:

Ich möchte jetzt mit den feinfühligsten Wesen anfangen, die die meisten Menschen im Haus haben, den Pflanzen.

Sie reagieren auf alle Geräusche, Gefühle, Schwingungen und Stimmungen. Sie sind sehr mitfühlend und liebevoll.

Wusstet ihr, dass viele Pflanzen ein Schutzwesen aus dem Naturwesenreich bei sich tragen?

Hier möchte ich Freund Hutzlibub, unseren Wichtelfreund, der bei uns wohnt, sprechen lassen, denn er kann am besten erklären, was passiert, wenn eine Pflanze mit eurem neuen Orgonstrahler bestrahlt wird.

Hutzlibub: „Grüß Gott, liebe Leser. Ja, in der Tat ist es so, dass jede Pflanze auf alles reagiert, was in ihrem Umfeld passiert. Bestrahle ich jetzt eine Pflanze, die etwas kränkelt oder in letzter Zeit wenig Wasser bekommen hat mit der Orgonenergie, so nimmt sie diese nicht nur in Windeseile auf, sondern verändert sich auch in sehr schneller Zeit zum Positiven hin. Es ist quasi wie eine Frischzellenkur für sie. Die Pflanze ist glücklich und ihr beiwohnendes Naturwesen ebenso. Wer regelmäßig mit seinen Pflanzen spricht, weiß um die Wirkung der positiven Energien durch das liebevolle Wort auf Pflanzen. Orgonenergie gezielt eingestrahlt, bewirkt bei Pflanzen schier Unglaubliches. Sie bekommen verstärkte Lebensenergie und wieder mehr Freude am Leben und als

Nebeneffekt versuchen sie die Menschen durch das schönste Blühen zu erfreuen, dass sie herstellen können."

Soweit der liebe Eindruck von Hutzlibub dazu. In der Tat sind Pflanzen der beste Beweis, wie schnell Orgonenergie wirkt. Auch Tiere spüren es sehr schnell. Denen widme ich mich im nächsten Kapitel.

So wie die Menschen, wie schon gesagt, die Orgonenergie als angenehmes Kribbeln oder Wärmegefühl wahrnehmen, empfinden es die Pflanzen auch ähnlich. Würde man jetzt eine Kirlianfotografie (Aurafoto) von der Pflanze vor und während der Orgonzufuhr machen, könnte man sehr schön den Unterschied sehen. Spüren und auch optisch kann es aber eigentlich jeder. Ich habe festgestellt, dass Orgonenergie plus regelmäßiges sanftes Sprechen mit den Pflanzen zu einer optimalen Hilfe führt. Bei einigen Pflanzen kann ich mittlerweile sogar ihre Sprache telepathisch vernehmen. Sie rufen dann beispielsweise: "Wasser!" oder „Zu Warm!" wenn sie Wasser benötigen oder beispielsweise zu warm stehen. Aber auch ihre „Körpersprache" hilft sie zu verstehen, wenn sie beispielsweise die Blätter oder Blüten hängen lassen.

Ich möchte, bevor ich zu den Tieren komme, noch kurz erklären, wie man über weite Strecken oder per Foto Pflanzen positive Energien zukommen lassen kann.

Bestrahlung von Pflanzen mittels Foto oder über die Ferne:

Ja, dieses Kapitel liebe ich!

Es ist schier kaum vorzustellen, was alles mittels Raum und Zeit möglich ist, weil Gottvater so drastisch die Schwingung erhöht hat und auch noch liebevoll weiter erhöht.

Wenn ihr z.B. mehrere Pflanzen über ein Foto bestrahlen möchtet, gibt es mehrere Möglichkeiten dazu. Die einfachste ist eigentlich, wenn ihr mit eurer Digicam ein Foto der zu bestrahlenden Pflanzen macht. Vorher mit ihnen reden ist sehr sinnvoll und bitte vermeidet nach Möglichkeit, einen Blitz einzuschalten. Pflanzen reagieren (so wie ich auch und wahrscheinlich auch einige von euch) sehr empfindlich auf den Blitz der Digicam. Das Foto druckt ihr aus und stellt es einfach vor den Orgonstrahler. Wollt ihr zuerst Blockaden herausziehen, könnt ihr mit der Rückseite anfangen. Alles negativ Belastende wird so von ihnen herausgezogen. Danach nehmt die Vorderseite des Strahlers und schickt ihnen durch Bestrahlung des Fotos positive Energien.

Ist doch ganz einfach, oder?

Die zweite Möglichkeit ist die althergebrachte. Ihr nehmt ein entwickeltes Foto oder sogar ein Dia (!) und könnt so in dem gleichen Procedere fortfahren. Die Pflanzen danken es euch.

Möglichkeit Nr.3 ist auch ganz interessant: Ein Teil der Pflanze (z.B. ein Blatt) kann auch bestrahlt werden. Angenommen, es fällt ein Blatt herunter, so ist dieses in der Regel noch mindestens 12 Stunden, manchmal auch länger, mit der Energie der Pflanze verbunden. Über so ein Blatt kann man dann in den 12 Stunden der Pflanze noch positive Energien senden.

Es ist sogar möglich, über ein gemaltes Bild der Pflanze ihr in Ausnahmefällen Energie zu senden. Der Helfer-Engel eures neuen Orgonstrahlers hilft dann liebevoll dabei.

Und schließlich als letzte Möglichkeit ist es möglich, den Namen bzw. Gattung der Pflanze aufzuschreiben und eurem neuen Orgonstrahler zu sagen, dass jener bestimmten Pflanze auf die Ferne Energie gesendet werden sollte. Der Helfer-Engel ist auch hier hilfreich zur Stelle.

Das klingt doch schon alles wundervoll, oder?

Wartet nur ab… Es kommt nachher noch viel intensiver und erstaunlicher, doch hübsch der Reihe nach…

Hutzlibub möchte dazu einen Witz erzählen:

„Was machst du, wenn du in der Wüste eine Schlange siehst?

Richtig: Hinten anstellen!"

Ach ja, unser kleiner 15 cm Liebling…

Wenn wir ihn nicht hätten…

Bestrahlung von Tieren:

Wenn ich euch jetzt sage, dass Tiere nicht nur Gruppenseelen haben, sondern es viele Tiere gibt, die auch persönliche Schutzengel haben, so könnte das u.U. neu für den Einen oder Anderen sein. Andererseits fragt mal eine feinfühlige Hunde- oder Katzenmama. Die sind sich sicher, dass es so ist! Ebenso gibt es auch Tiere, die schon eine Einzelseele haben, weil ihr Bewusstsein schon hoch entwickelt ist. So spüren auch die meisten Haustiere Orgonenergie sofort, wenn sie damit bestrahlt werden. Lediglich Katzen sind hin und wieder etwas irritiert, da sie ja Energiewandler sind und negative Energien in positive transformieren. Unsere Katze Mietzi war so ein hypersensibler Fall einer Katze. Immer wenn jemand noch eine Transformation brauchte, legte sich Mietzi zu ihm auf den Schoß oder neben den Kopf auf der Sofakante etc. und half beim Wandeln. Sie funktioniert da ein wenig wie ein Orgonstrahler und hat mir schon oft geholfen. Sie ist auch sehr alt geworden und dann friedlich in die geistigen Gefilde gewechselt. Hin und wieder spreche ich mit ihr und sie gibt öfter Tipps bei Fragen zu Katzen.

Sollte sich ein Tier sträuben, wenn es mit Orgonenergie bestrahlt wird (z.B. nicht ruhig sitzen bleibt), so geht es auch wunderbar über das Foto. Auch kann man das Trinkwasser gut bestrahlen und das Futter. Die Tiere nehmen das gut an, denn sie spüren, dass man ihnen etwas Gutes tun möchte.

Ich möchte jetzt etwas aus dem Nähkästchen plaudern, damit ihr seht, was alles möglich ist:

Ich habe eine Pferdeherde aus einer Entfernung von mehr als 50 Metern bestrahlt und sie wieherten vor Freude!

Eine Eselfamilie (9 Stück) habe ich nach kurzer Zeit nicht nur bestrahlt und erfreut, sondern ich konnte sie auch telepathisch in Deutsch rufen, obwohl sie eigentlich nur spanisch sprachen (Es war auf den kanarischen Inseln).

Einen kranken Hund konnten wir durch die Zimmerwand bestrahlen, da man sonst nicht an ihn herankam.

Mäuse im Haus ließen sich durch die Bestrahlung der Lebendfalle recht schnell mit dieser einfangen, damit sie dann lebend wieder ausgesetzt werden konnten.

Die Ziegen vom Nachbarn reagierten auf Orgon-Energiesendung über eine Entfernung von mehr als 100 Metern.

Tiere, die qualvoll gestorben waren, wurden durch die nachträgliche Bestrahlung über ein Foto von ihnen von dem Großteil ihrer Schmerzen befreit

Und das ist nur ein Teil der Erfahrungen...

Reinigen von Kleidungsstücken:

Oh ja, ein wichtiges Thema! In der Tat!

Jedes Kleidungsstück sollte vor dem ersten Tragen gereinigt werden.

Ihr fragt warum?

Ganz einfach:

Klamotten, die ihr Second Hand in Geschäften oder auf dem Flohmarkt ersteht geben Sinn, richtig?

Sozusagen die „Altlasten" der Träger liebevoll umwandeln oder löschen.

Aber neue Sachen?

Die auch!

Wisst ihr, wer vor euch die Kleidungsstücke im Laden schon anprobiert hatte und was für Schwingungen der/die hatte?

Nein!

Deshalb sollte **jedes** Kleidungsstück energetisch mittels eures neuen Orgonstrahler gereinigt werden.

Es gibt aber noch einen weiteren Grund:

Die Energien / Gefühle der Arbeiter, die das Kleidungsstück gefertigt haben. Wohnen sie in armen Gegenden, werden oder wurden sie vielleicht ausgenutzt oder gezwungen es herzustellen, ist der Rohstoff des Kleidungsstückes womöglich belastet oder mit Chemikalien versehen?

Die Regel lautet hier: Erst energetisch reinigen und dann waschen!

So eine Reinigung mit eurem neuen Orgonstrahler geht eigentlich ganz einfach...

Ihr nehmt euren Strahler und geht mit der Rückseite an dem Kleidungsstück entlang und entzieht ihm quasi alle negativen Energien, die jetzt feinstofflich gewandelt werden. Mit der vorderen Seite gebt ihr jetzt positive Energien in das gute Stück hinein.

Ich persönlich reinige meine Kleidung des Öfteren. Auch wenn sie mal jemand anderes trug oder wenn man im Getümmel beispielsweise mit vielen Menschen zusammenkam und berührt wurde.

Auf dem folgenden Foto wird gerade eine neue Tarnhose gereinigt. Wie ihr seht, könnt ihr auch einfach euren neuen Orgonstrahler auf das Kleidungsstück stellen und einige Minuten wirken lassen...

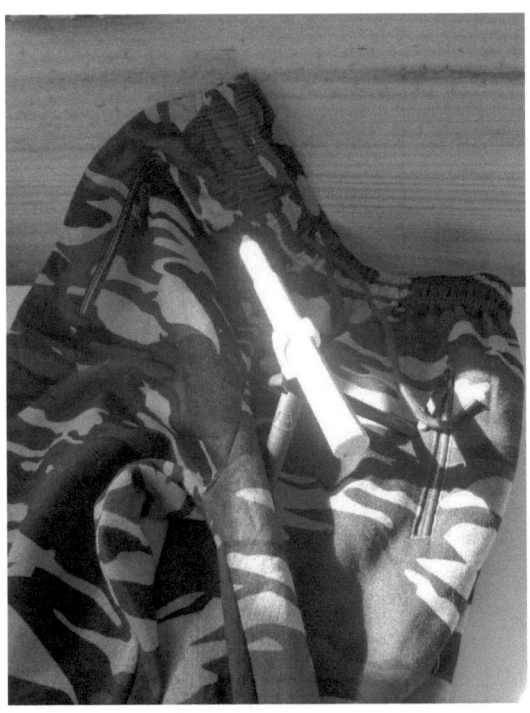

Auch in der Eisenbahn habe ich so meine festen Regeln: Mit dem Orgonstrahler ziehe ich die „Vorgängerenergien" aus dem Sitzplatz, bevor ich mich setze. Meine Kleidung bleibt so unbelastet. Das geht eigentlich ganz einfach. Ich halte den Orgonstrahler kurz in die Richtung des zu reinigenden Platzes und sage telepathisch zu meinem Orgon-Engel, dass er bitte den Platz reinigen sollte. Das geschieht blitzschnell!

Habt ihr dann eines Tages einen telepathischen Kontakt mit eurem eigenen Orgonstrahler, so könnt ihr auch auf die Ferne mit ihm und dem Begleiter-Engel Kontakt aufnehmen. Ich verbinde mich mit ihm und puste dann symbolisch nur noch über den Sitz. Er ist dann gereinigt von Fremdenergien der Menschen, die vorher dort saßen. Das klappt auch in der U-Bahn, dem Bus, im Klassenzimmer etc.

Ihr seht, dass das Reinigen der Kleidung wichtig ist und entsprechende Vorsorgemaßnahmen treffen solltet.

Was aber tun, wenn das Kleidungsstück ausgedient hat oder ihr es weggeben wollt?

Nun, auch dann solltet ihr es von euren Energien reinigen, denn der nächste Mensch, der eure Klamotten trägt, würde sonst mit euren Energien und Informationen konfrontiert oder belastet werden, im schlimmsten Fall!

Stellt euch folgendes Szenario vor:

Ihr seid ein total friedliebender Mann und Ehrlichkeit ist euer höchstes Gut. So weit so gut.

Jetzt gebt ihr eure Regenjacke, die wenig getragen wurde in die Altkleidersammlung ohne energetisch gereinigt worden zu sein. Ein Soldat aus einem armen Land bekommt diese Jacke jetzt zugeteilt vom Spendenauto, welches diese Kleidung in dieses Land gebracht hat. Er zieht die Jacke an und jetzt passiert beispielsweise folgendes Szenario:

In diesem Moment seid ihr über die Schwingung eurer Jacke, die ja noch über das morphogenetische Feld mit euch verbunden ist, mit diesem Soldaten verbunden. Er spürt eure Gefühle und Emotionen und ihr seine.

Versteht ihr, was ich meine?

Ihr fühlt euch plötzlich unwohl oder rebelliert und wisst nicht warum und der Soldat ebenso.

Deshalb die Bitte an euch: Reinigt alles, was ihr tragt oder weggebt mittels eures Orgonstrahlers und niemand „drängt" sich euch auf, den ihr nicht „eingeladen" habt…

Es geht aber auch, wie gesagt, über die Ferne:

Ich bete dann immer: „Geliebter Vater, ich bitte um Reinigung meiner Kleidung. Danke, Danke, Danke!"

Euer Begleiter-Engel eures Orgonstrahlers beginnt dann sofort mit seiner Arbeit…

Kommen wir zum nächsten brisanten und wichtigen Thema: Dem Reinigen des Hauses oder der Wohnung.

Ihr werdet feststellen, dass es überaus wichtig ist!

Die Reinigung der Wohnung bzw. Haus:

Es gibt verschiedene Möglichkeiten, seinen Wohnraum mit Hilfe eures neuen Orgonstrahlers zu reinigen.

Meiner Meinung nach sollte zuerst einmal von außen und dann von innen gereinigt werden.

Wer ein Haus mit Grundstück reinigen möchte, fängt mit dem Lageplan oder einem Luftbild des Grundstückes an.

Zuerst stelle ich den Orgonstrahler mit der Rückseite vor den Lageplan/Luftaufnahme und so kann alles Blockierende oder Negative, was von Gottvater erlaubt ist, rausgezogen werden. Auch Wasseradern und Erdstrahlen lassen sich finden und eventuell verändern, aber das ist ein anderes Kapitel.

Danach lasse ich positive Energien mit der Vorderseite des Orgonstrahlers in den Lageplan/Luftaufnahme hineinfließen und das kann schon mal 30 Minuten oder auch bis zu einer Stunde dauern. Man merkt dann spürbar, wenn die Energie sozusagen „gesättigt" ist.

Wer lieber sein Grundstück von Hand „live" in der Natur reinigen möchte, kann es folgendermaßen machen:

Zuerst einmal bete ich folgendes Gebet:

„Geliebter VATER, ich bitte Dich jetzt, dass Du mir Unterstützung schickst bei der Reinigung dieses Grundstückes hier. Danke, Danke, Danke, geliebter Vater! Jesus Christus ist Sieger! Jesus Christus ist Sieger! Jesus Christus ist der Sieger!

Danach gehe ich zu jeder Ecke des Grundstücks und halte zuerst die Rückseite des Orgonstrahlers Richtung Erde und bitte im Geiste darum, dass alles Negative jetzt aus der Erde gezogen werden darf, was GOTTVATER zulässt (damit wir uns nicht über seinen Willen stellen, denn wir wissen ja nicht, ob eine Blockade oder eine Wasserader etc. nicht doch einen Grund hat, der erst später gelöst werden darf). Danach gebe ich nachdem ich das Gefühl habe, dass es ausreichend ist, mit der Vorderseite positive Energien in die Erde des Grundstücks. So verfahre ich bei allen Ecken des Grundstücks. Wenn dieses absolviert ist, sucht man sich einen Platz auf dem Grundstück, der einem besonders zusagt und stellt dort den Orgonstrahler hin und gibt noch zusätzlich positive Energien in die Erde hinein. Ich habe bei uns auf dem Grundstück dort einen wunderschönen Stein platziert und dort ist auch jetzt eine Art Kraftplatz entstanden, wo besondere Energien fließen, aber zum Thema Kraftplatz komme ich später noch genauer.

Gehen wir jetzt in das Haus oder die Wohnung hinein. Wichtig ist zu beachten, dass ihr niemals in den freien Willen der anderen Mieter oder Eigentümer (bei Mietwohnungen bzw. Eigentumswohnungen) eingreifen dürft. Gereinigt wird in diesem Fall nur eure Wohnung und z.B. euer Kellerraum oder was ihr sonst noch im Haus gemietet habt. Eure Türschwelle dürft ihr natürlich schon reinigen. Einfach euren

Orgonstrahler in den Türrahmen halten und ihn damit komplett oben und unten reinigen mit der Rückseite des Orgonstrahlers . Danach mit der Vorderseite energetisieren.

Und jetzt könnt ihr jeden Raum in der Wohnung /Haus folgendermaßen reinigen bzw. entstören und dann mit Energie aufladen:

Jede Ecke in jedem Raum, jede Steckdose, jeder Lichtschalter, jede Lampe - alles wird mit der Rückseite eures Orgonstrahlers zuerst entstört und danach mit der Vorderseite positiv aufgeladen. Wenn ihr damit fertig seid, werdet ihr wahrscheinlich euer Heim kaum wiedererkennen, da es eine ganz andere, meistens weichere und an heimeligere Schwingung, bekommt.

Zum Thema Strom wollte ich zuerst ein eigenes Kapitel machen, aber ich finde, es passt jetzt wunderbar hier hinein.

Öffnet euren Stromkasten und fahrt mit eurem Orgonstrahler über jede einzelne Sicherung und entstört sie mit der Rückseite. Danach gebt mit der Vorderseite positive Energie hinein. Jetzt kommt aber noch der Clou:

Malt oder klebt euch in den inneren Deckel des Stromkastens eine liegende Acht hinein (dabei ist es nicht wichtig, ob sie jetzt picobello gerade ist oder so wie bei mir ein bisschen uneben. Die Hauptsache ist, dass diese liegende Acht liegend und nicht stehend gemalt wird. Die Bedeutung der liegenden

Acht ist folgende. „Alles ist möglich, was GOTTVATER erlaubt!"

Dadurch ist eine liegende Acht ein ideales Entstörsymbol bei Stromkästen, Handys, Telefonen aller Art, Boiler, Durchlauferhitzer, Starkstromanschlüssen, Gastherme, Ölheizung und Öltank. Ihr könnt auch unter eure Steckdosen und Lichtschalter eine liegende Acht malen, aber: Sie muss energetisiert werden!

Zuerst malt ihr die liegende Acht auf das zu entstörende Teil:

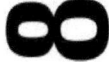

Und danach fahrt ihr mit eurem Orgonstrahler über die liegende Acht mit der vorderen Seite.

Hier noch ein Foto, wie man einen Starkstromanschluss wunderbar entstört. Danach könnt ihr, wenn ihr wollt, ein liegende Acht darauf malen (wie ich es gemacht habe) und diese, wie eben beschrieben, noch energetisch aufladen als Schutz vor der negativen Schwingung des Stroms.

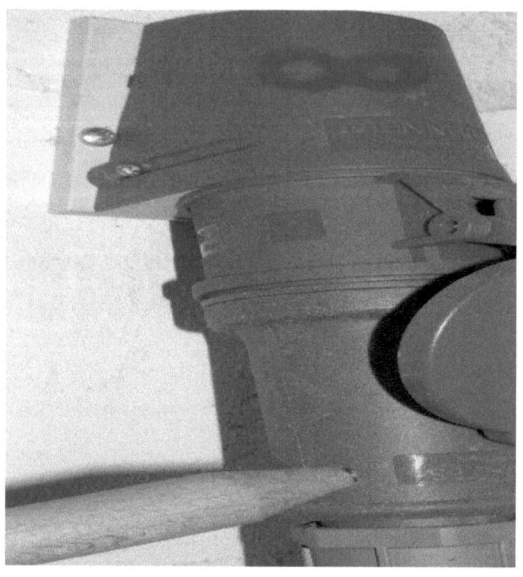

Man kann wie hier auf dem Foto seinen Boiler im Keller noch extra bestrahlen und entstören und dann mit einer liegenden Acht versehen. Wir bevorzugen bei uns einen Stift,der zwar wasserfest ist, aber im Notfall noch abwaschbar ist.

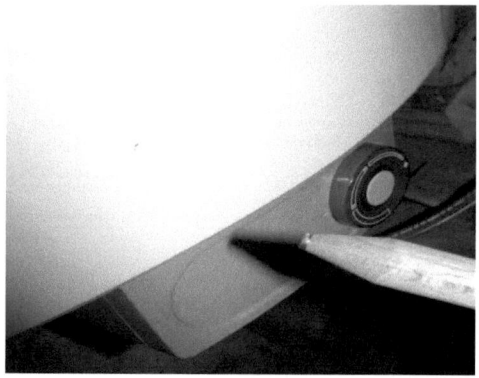

Reinigung der Kanalisation:

Diese Reinigung finde ich besonders wichtig, da alles, was euer Haus/Wohnung verlässt (über die Waschbecken oder die Toilette) gereinigt werden sollte.

Ich verrate euch jetzt zwei Möglichkeiten, wie es wunderbar geht:

Die erste Möglichkeit ist, Wasser zu energetisieren. Am besten gebt ihr es in eine Glaskaraffe und bestrahlt es mit eurem neuen Orgonstrahler wie auf diesem Foto zu sehen:

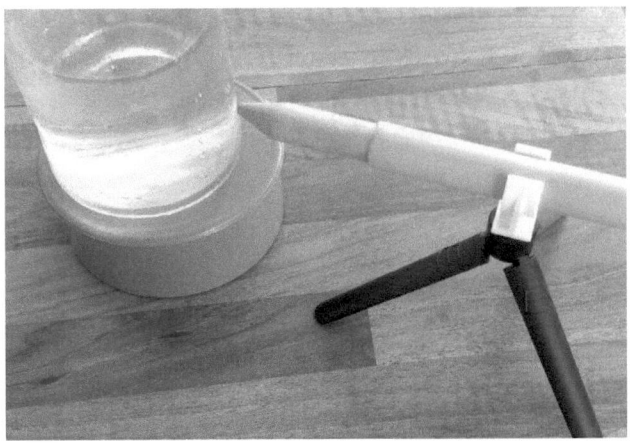

Jetzt sagt ihr dabei:

Ich energetisiere diese Wasser zur Reinigung und Schutz der Umwelt und damit alles was belastend in der Kanalisation ist, jetzt gewandelt wird zum Positiven hin, soweit es GOTTVATER erlaubt. So ist es und so sei es! **JESUS CHRISTUS IST SIEGER! JESUS CHRISTUS IST SIEGER! JESUS CHRISTUS IST DER SIEGER!**"

Mit diesem Wasser könnt ihr jetzt folgendes machen:

Ihr gießt etwas davon in die Gullideckel an der Straße und die Information in dem Wasser beginnt dann auf seinem langen Weg bis in die Kläranlage diese Schlämme, Fäkalien und was sonst noch alles darin schwimmt, zu reinigen.

Auch eure Kloschüssel könnt ihr jetzt wunderbar reinigen. (Foto folgt etwas weiter unten). Gebt einiges von dem energetisierten Wasser dort hinein und wer möchte, kann wie auf dem Foto ersichtlich auch regelmäßig seinen Orgonstrahler dort hineinstellen oder halten und alles im WC reinigen. Das geht auch recht schnell. Ihr bekommt sicherlich manchmal Besuch und wenn eure Freunde/Verwandten/Bekannten dann das „Örtchen" aufsuchen, ist es doch wundervoll, wenn es regelmäßig nicht nur von Hand, sondern auch energetisch gereinigt wird.

Wem das jetzt zu heftig ist, der kann es folgendermaßen machen: Erst reinigt ihr euer WC gründlich und dann stellt ihr wie auf dem Bild euren Orgonstrahler kurz hinein. Jetzt nehmt ihr eure Digitalkamera und macht davon ein Foto. (Von jedem WC im Haus bitte ein separates Foto machen!). Dieses Foto ausdrucken und irgendwo hinhängen oder legen, wo es nicht stört. Jetzt wird über das Foto euer WC immer sofort feinstofflich entstört und aufgeladen. Praktisch, gell?

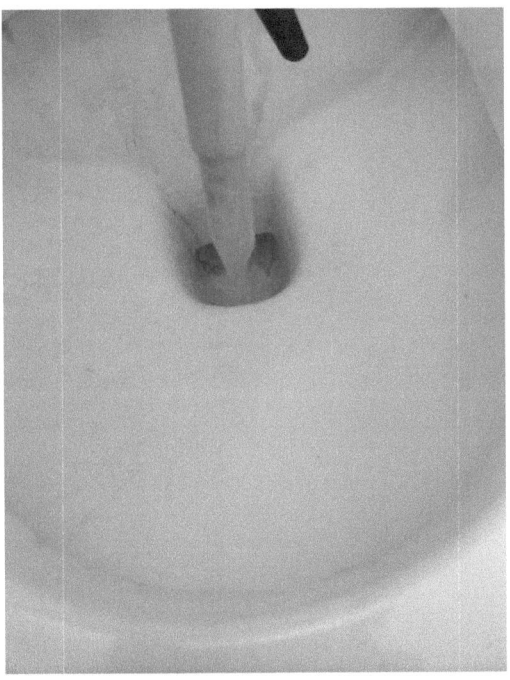

Hutzlibub, unser Wichtelmann, der stets pfiffige und lustige Ideen hat, meinte, man könnte doch mit einstrahlen, dass Männer nicht mehr im Stehen urinieren, sondern sich genauso brav hinsetzen, wie es Frauen auch tun...

Ich gehöre ja schon zu den braven Männern ...

Bertelbart, der Zwerg und einer unserer Mitbewohner, meint gerade, dass man dieses Wasser auch überall dorthin geben kann, wo Wasser gereinigt werden sollte. Danke für den Tipp, Bertelbart, dazu gibt es später ein eigenes Kapitel!

Auch Regenwasser kann man bestrahlen (siehe Foto) auch in großen Regentonnen. Es gibt viele Möglichkeiten…

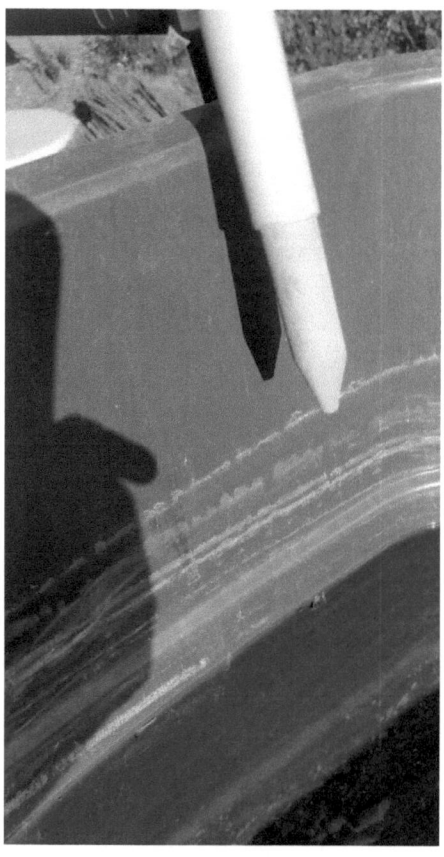

Reinigung von Büchern /Zeitschriften:

Ich bin ein großer Fan von Büchern und lese sehr viel. Dementsprechend habe ich auch eine Menge Bücher zu Hause stehen (nicht nur meine selbst geschriebenen).

Bücher haben eine gewisse Schwingung, genauso wie Zeitschriften, Zeitungen oder allgemein Geschriebenes.

Bei einer Vielzahl von verschiedenen Büchern (egal ob neue oder gebrauchte Bücher) ist ja nicht nur der Inhalt eines Buches, der sich feinstofflich präsentiert. Nein, auch die Energien des Autors, des Verlegers, des Druckers und wer sonst noch alles mit der Herstellung zu tun hat. Aber jetzt kommt noch der erweiterte Aspekt: Die Energien des Lesers!

Und diese Energie ist nicht zu unterschätzen!

Geht mal in eine öffentliche Leihbücherei. Wenn ihr feinfühlig seid, dann fühlt mal in die Schwingungen hinein.

Ich sage euch, dass kann echt heftig sein!

Ich musste früher regelmäßig sofort aufs „Örtchen" in so einer Bücherei, weil mir die vielen tausend verschiedenen Schwingungen immer sofort auf den Darm schlugen und er sich leeren wollte. Heutzutage passiert mir das, Gott sei Dank, kaum noch, da ich nur noch geschützt in solche Häuser gehe.

Wie man sich richtig schützt, auch unterwegs, kommt später in einem anderen Kapitel.

Wie reinige ich jetzt die Bücher?

Nun, es gibt auch hier mehrere Methoden.

Eine ist folgende auf dem Foto:

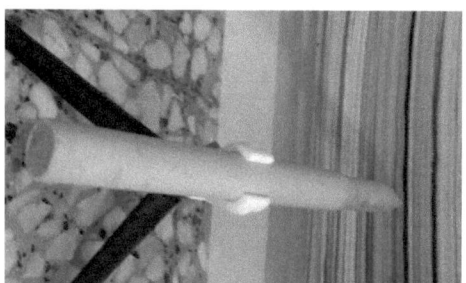

Ich stelle den Orgonstrahler so hin, wie in diesem Fall, um die Zeitschriften zu entstören.

Man kann aber auch jedes Buch einzeln reinigen. Das ist oft sehr mühsam!

Gewöhnlich gehe ich wie folgt vor:

Mit der Rückseite meines Orgonstrahlers gehe ich die ganzen Buchreihen der Reihe nach langsam entlang und bitte GOTTVATER um Reinigung jeden Buches. Danach gebe ich in gleicher Manier in jedes Buch positive Energien hinein.

Soweit, so gut!

Auf dem nächsten Bild seht ihr, wie ich symbolisch einen Teil meiner Bücher entstöre (unter Zuhilfenahme der Handelektroden) was natürlich hier in meinem Fall nicht unbedingt nötig wäre.

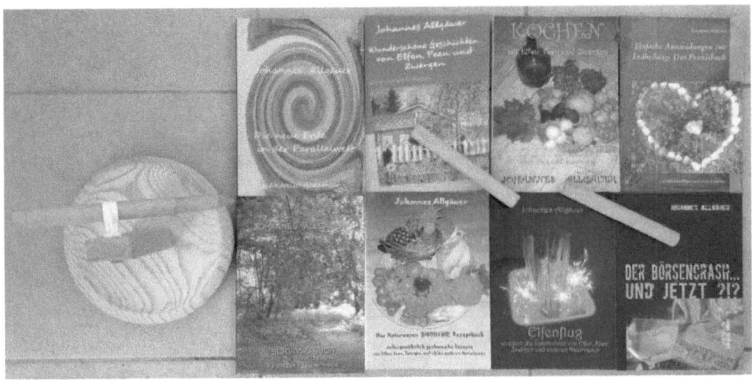

Aber wie verhalte ich mich an Orten, die mir durch die vielen verschiedenen Energien unangenehm werden?

Zum Beispiel in Büchereien, bei Freunden oder dort, wo man mit dem Orgonstrahler auffallen würde, wenn man jetzt anfängt, eine Reinigung zu zelebrieren.

Der nächste Punkt ist dann das schlechte Gewissen:

Darf ich überhaupt in der Leihbücherei reinigen oder greife ich in den freien Willen der anderen Leser ein?

Nun, da kann ich euch beruhigen! Wenn euer freier Wille durch die verschiedenen Schwingungen der vielen Bücher eingeengt ist oder ihr euch unwohl fühlt, so dürft ihr für euch eine Lösung finden. Sprich: Reinigung der Bücher.

Jetzt schmunzeln bestimmt einige Leser und denken: „Na klasse, soll ich jetzt meinen Orgonstrahler rausholen und die Reihen in der Bücherei abgehen?"

Klar, ginge schon, ist aber nicht nötig!

Hier greift wieder die Fernenergie-Übertragung, die der Engel, der mit eurem Orgonstrahler arbeitet, bewirkt.

Bitte ihn einfach telepathisch all das zu reinigen, was GOTTVATER zulässt. Genial einfach, oder?

Genauso verhält es sich bei Freunden, Bekannten, Verwandten oder wo ihr euch gerade aufhaltet. Ist euer freier Wille angegriffen durch fremde Buchenergien jeglicher Art, bittet euren Orgonstrahler-Engel um Hilfe und sie geschieht immer in dem Maße, wie GOTTVATER es erlaubt.

Aber zum Thema Bücher gehören auch Zeitschriften oder Zeitungen.

Wer von euch regelmäßig zum Wertstoffhof geht und dort seine Zeitungen / Zeitschriften etc. abgibt, der wird nicht umhin kommen, auch diese Räume zu betreten. Ich bin dann auf eine wundervolle Idee gekommen! Bei uns im Allgäu kann man bei fast jedem Wertstoffhof vor den einzelnen Hallen parken. Wenn es sein darf, dass ich einen Platz direkt vor der Halle bekomme, in der Zeitungen und Kartons gesammelt werden, so stelle ich meinen Orgonstrahler so auf mein Armaturenbrett, dass er genau in diese Richtung strahlt und sage dem Orgonstrahler-Engel, dass er bitte alles reinigen soll, was GOTTVATER erlaubt. Interessanterweise wird dann meistens gleich ein Großteil des gesamten Wertstoffhofes gereinigt. Ein wunderbarer Nebeneffekt, wie ich finde.

Aber das Thema ist hier noch nicht beendet. Kommen wir zu den Zeitungen und den Unsitten vieler Menschen, vor allem auf Märkten, Lebensmittel in Zeitungspapier zu wickeln.

Was glaubt ihr, was passiert?

Richtig! Die Information und Schwingung der Texte, Anzeigen, Bilder etc. geht jetzt in die Ware hinein...

„Lecker"...

In diesem Fall hilft euch natürlich auch wieder unser Freund, der Orgonstrahler: Wir reinigen die eingepackten Dinge, indem wir zuerst mit der Rückseite alles uns Belastende herausziehen und dann positive Energien hineingeben.

Jetzt stellt euch vor, wer alles mit Zeitungen zu tun hat.

Die armen Menschen, die kein zuhause haben und sich auf Parkbänken damit notdürftig zudecken müssen, die Blumenverkäufer, die die gerade verkauften Blumen in Zeitungspapier wickeln. Blumen haben ebenso Gefühle wie Menschen.

Was können wir hier machen?

Gekaufte Blumen, die so verpackt waren, bitte entstören und energetisieren. Sie leben nämlich noch! Nur weil sie geschnitten wurden, heißt das nicht, dass sie schon tot sind!"

Wir können jetzt für alle Menschen, die allgemein in Not sind, obdachlos oder anderweitig, ein Gebet sprechen und sie mit dem Orgonstrahler unterstützen.

 Jawohl, das geht!

Reinigung und Hilfe für alle Menschen, bei denen es GOTTVATER erlaubt:

Bevor ich das Gebet spreche, möchte ich noch etwas einflechten:

In den USA leben viele Millionen Menschen nur von Lebensmittelmarken und sind am Existenzuntergrund. In vielen Teilen der Welt, die man früher als „Dritte Welt" bezeichnete, sterben jeden Tag viele Menschen an Unterernährung, Wassermangel und fehlender medizinischer Hilfe.

Wenn ich euch jetzt sage, dass ihr von zuhause aus diesen Menschen helfen könnt, wird euch das vielleicht erstaunen, aber es ist so.

GOTTVATER freut sich, wenn seine Kinder, also wir, Nächstenliebe praktizieren, Mitleid haben und demütig sind. All das ist mit dem Gebet und eurem Orgonstrahler möglich.

Jetzt möchte ich euch mein Gebet nennen, welches ich immer praktiziere.

Zuerst verbinde ich mich in inniger Ruhe mit unserem VATER und sage zuerst:

„Geliebter VATER, ich bitte Dich jetzt, mich zu unterstützen im Rahmen meines freien Willens und Deiner Liebe, die durch alle Deine Kinder fließt, die Dich im Herzen tragen und zwar an erster Stelle und so Deine verlängerten Arme auf Erden sind. Ich sende jetzt Deine Liebesenergie durch mein Inneres Herz hinaus in die Welt, so dass all das geschehen darf an positiven und lichtvollen Dingen, die Du erlaubst, denn Dein Wille geschieht jetzt! So ist es und so sei es! **JESUS CHRISTUS IST SIEGER! JESUS CHRISTUS IST SIEGER! JESUS CHRISTUS IST DER SIEGER!**"

Während ich dieses mit fast aneinandergehaltenen Händen bete, werden sie warm oder heiß und oftmals kribbelt es auch. Das ist das Zeichen vom VATER, dass er es erlaubt. Kalte Hände mit Gänsehaut würden ein Nein bedeuten!

Wenn ihr immer sagt, dass nur der Wille des VATERS geschieht, macht ihr nichts falsch und ladet euch auch nichts auf, was die Esoteriker KARMA nennen. Resonanzgesetz wäre aber der bessere Ausdruck, da jeder Mensch, auf alles was er tut, eine Resonanz erhält. Positiv wie negativ, je nachdem was er getan hat!

Kommen wir jetzt zu dem Teil, den ihr auch zelebrieren könnt und zwar mit eurem Orgonstrahler.

Ihr besorgt euch einen Atlas.

Das dürfte, denk ich, machbar sein.

Jetzt könnt ihr gezielt die ganze Erde oder einzelne Länder bestrahlen und ich benutze folgendes Gebet dazu:

„Geliebter VATER, ich bitte Dich, dass ich jetzt mit meinem neuen Orgonstrahler und meinem mitarbeitenden Orgonstrahler-Engel jetzt allen Menschen, wo Du es erlaubst, positive Energien senden darf. Danke, danke, danke! Dein Wille geschieht jetzt! **JESUS CHRISTUS IST SIEGER! JESUS CHRISTUS IST SIEGER! JESUS CHRISTUS IST DER SIEGER!**"

Dann bestrahle ich alle Länder oder Gegenden, von denen ich meine, dass sie Hilfe benötigen. Es kann nie zu viel Energie fließen, denn es geschieht nur dass, was GOTTVATER erlaubt!

Hört ihr in der Zeitung oder im Internet von einer Naturkatastrophe, dann bestrahlt, wenn ihr möchtet, diese Gegend so wie ich es eben erklärt habe, mit positiver Energie!

Seen, Flüsse, Bäche, Meere aber auch Weiher oder Güllegruben könnt ihr entstören und dann energetisieren.

Vielleicht geht ihr demnächst mit ganz anderen Augen durch die Natur und der eine oder andere hat vielleicht seinen Orgonstrahler mit „auf Tour", um positive Dinge zu tun.

Ich fühle mich hinterher immer sehr erleichtert!

Reinigung und Energetisierung von Bäumen:

Ja, auch ein Thema, was mir sehr am Herzen liegt!

Meine Freunde, die Bäume!

Da ich ja Kontakt zu den Naturwesen habe, erzählen sie mir regelmäßig, was man für die Pflanzen und Bäume Gutes tun kann!

Jeder Baum hat einen Beschützer. Seit Tolkien seinen Büchern nennt man sie „Ents" und so habe ich mir auch angewöhnt, diesen Namen zu benutzen.

Interessanterweise können die Ents wunderbar mit dem Orgonstrahler-Engel kommunizieren und es ist nicht nötig, dass ihr die Sprache der Ents beherrscht.

Richtet einfach mal euren Orgonstrahler auf einen Baum.

Ihr könnt das „Vorher- Nachher – Aha! Erlebnis" gerne ausprobieren!

Ihr sprecht mit dem Baum, berührt oder umarmt ihn und lasst seine Energie auf euch wirken.

Dann richtet ihr von einer Entfernung von 50 cm bis 5 Metern, wie es euch gefällt, euren Orgonstrahler auf den eben umarmten Baum und spürt einmal, was sich verändert.

Schaut einmal das Foto an und fühlt hinein, wenn ihr möchtet:

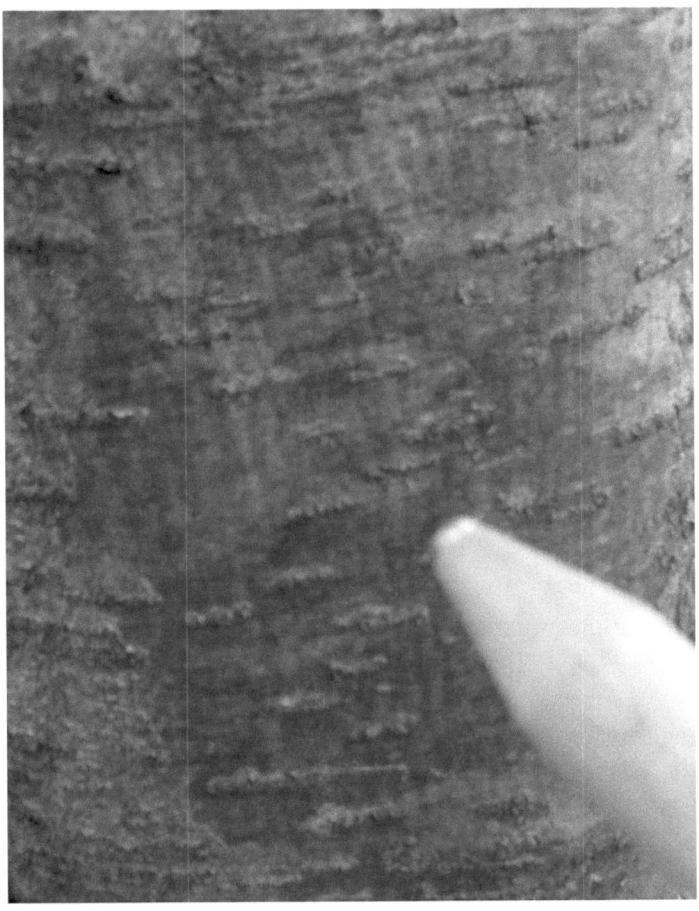

Ich habe meinen Orgonstrahler vor einen Vogelbeer Baum gehalten, der sichtlich erfreut war, so wundervolle positive Energie zu bekommen!

Selbstverständlich könnt ihr bei eurem Spaziergang auch euren Orgonstrahler einfach so in die Gegend halten. Es ist ja über euren Orgonstrahler-Engel mit GOTTVATER abgemacht, dass nur die Energie fließt, die der VATER erlaubt.

Ihr könnt auch euren Orgonstrahler ohne Halterung einfach in die Jackentasche stecken und ihn oben herausschauen lassen. Positive Energie fließt immer!

Kommen wir zur detaillierten Reinigung und Energetisierung:

Einer guter Freund von mir, was Bäume betrifft, ist dieser Apfelbaum, auf dem nächsten Foto:

Er ist schon alt und steht mit einem Holunderbaum, der auch schon alt ist, in gütiger Zweisamkeit. Der Holunderbaum deckt den Apfelbaum.

Wenn ihr jetzt fragt: Wie ist das möglich? Nun, Holunderbäume wachsen dort, wo Strahlung oder Wasseradern sind. Apfelbäume mögen das aber gar nicht!

Die beiden stehen recht dicht hintereinander und haben sozusagen eine Vereinbarung, wo einer dem anderen hilft.

Der Apfelbaum ist innen komplett hohl (!!!), trägt aber wundervolle Äpfel jedes Jahr, die auch noch fantastisch schmecken!

Hier ist das Foto des Apfelbaumes. Dass er die liegende Acht und Orgonenergie seit ich ihn kenne bekommt, ist selbstredend. Aber auch vorher war er fit, nur jetzt noch viel fitter…

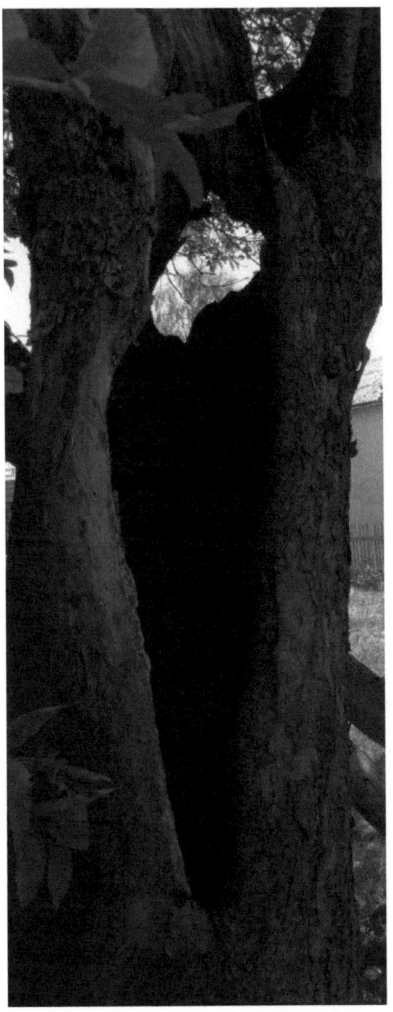

Wenn es draußen so richtig ungemütlich ist und es schneit, was das Zeug hält, dann haben wir mit dem Orgonstrahler draußen auch zu tun!

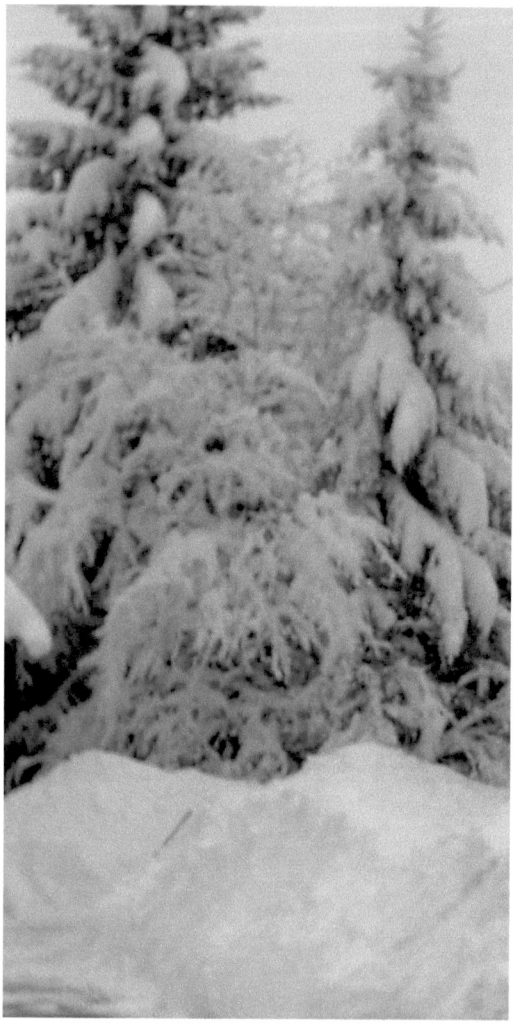

Bei so einem Wetter, bleibt uns gar nichts anderes übrig, als positive Energien in den Schnee, die Bäume und die Straßen und Wege zu geben:

Durch das viele Schneeräumen schwitzt man und muss aufpassen, dass man sich nicht erkältet und auch Vitamine und Mineralien gehen mit dem Schweiß aus dem Körper.

Da hilft es, sich die nötigen Mineralien, Spurenelemente etc. einzustrahlen mittels Gebet.

Zurück zu den Bäumen:

Bei Bildern wie diesen, spürt man regelrecht, wie sie unter dieser Last stöhnen und zu kämpfen haben und oft brechen Äste ab oder gleich der ganze Baum wird durch die Last zur Seite gedrückt und bleibt schief.

Unser neuer Freund, unser Orgonstrahler, kann auch hier helfen:

Bestrahlt die Bäume mit positiver Energie, dann kommen Helferwesen aus dem Naturwesenreich oder dem Engelreich und stützen den Baum, werfen Schnee ab oder greifen anderweitig helfend ein.

Das ist einfach wunderbar!

Reinigung und Energetisierung von gebrauchten Dingen:

Fast jeder hat irgendetwas im Haus, was er gebraucht erworben, geschenkt oder geerbt hat, richtig?

Nun, diese Dinge wollen auch von ihren alten Belastungen und Energien gereinigt werden.

Meine Frau Flora und ich haben uns zusammen mit unseren Freunden aus dem Naturwesenreich, Hutzlibub, Bertelbart und Adalbert mal überlegt, was da bei uns alles gereinigt werden wollte oder schon gereinigt wurde:

Die Bücher und Zeitschriften / Zeitungen hatten wir ja schon erwähnt.

Eine alte Vase, ein Erbstück der Oma, der alte Holzkohlenherd, mit dem man nicht nur in Notzeiten wunderbar kochen kann, das Geschirr, welches meine Mutter mir mal schenkte und immer noch mit benutzt wird, der Staubsauger, den wir einmal beim Umzug einer Freundin geschenkt bekamen, da unserer kurz vorher kaputt gegangen war und die Freundin von uns zwei Stück hatte und und und...

Jeder kennt Dinge, die er geschenkt bekommen hat oder gebraucht kaufte. Dieses nette Teil hier ist ein super bequemer Sessel hier und wurde von mir durch den Orgonstrahler gereinigt.

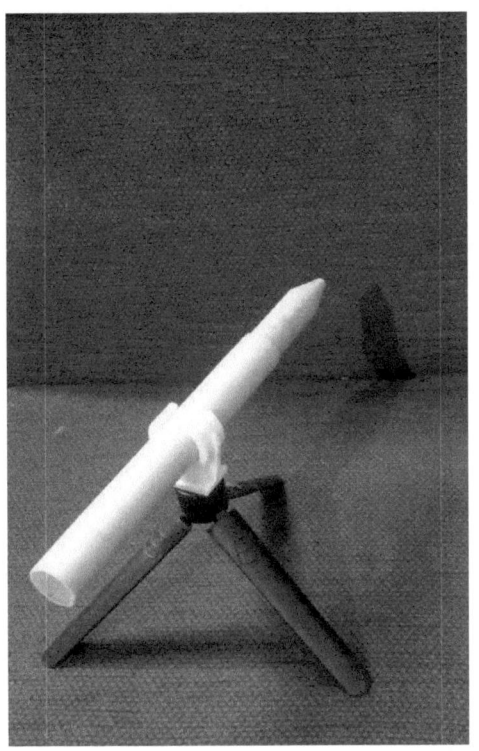

Optisch kein Hingucker für viele, aber ungemein bequem…

Wenn ihr jetzt euer Haus / Wohnung / Garage durchgeht, so findet ihr garantiert mehr Dinge, als euch lieb sind, die gereinigt werden möchten/dürfen.

Ja, sagt Hutzlibub gerade, damals der Hammer in der Werkstatt, mit dem ich mir mal auf den Finger gehauen hatte, was sehr weh getan hatte und den ich dann wütend fallen ließ und mich nicht bei ihm entschuldigt hatte. Erst als ich um diese Dinge wusste, entschuldigte ich mich pauschal bei allen Dingen, die beschimpft wurden oder einfach in die Ecke geworfen wurden aus dem Reflex heraus. Das ist schon lange her, aber jeder kennt das...

Pauschal entschuldigen geht natürlich und hinterher pauschal für alle Werkzeuge beispielsweise positive Energien mit eurem Orgonstrahler ihnen senden. Ihr werdet euch wundern, was dann passiert!

Kein „auf den Finger klopfen" mehr mit dem Hammer, ihr werdet einen anderen Umgang mit eurem Werkzeug bekommen und alles viel bewusster tätigen...

Das alte Möbelstück vom Flohmarkt, das vielleicht schon vielen Menschen Sitz bot, aber auch ihre Emotionen und Gefühle aufgenommen hat ist heilfroh, wenn es gereinigt und energetisiert wird von euch.

Dieses Beispiel soll für den Moment reichen...

Es gibt viel zu tun...

Entstörung von TV / VIDEO / RADIO / TELEFON / HANDY...

Wenn ich hier jetzt bis ins kleinste Detail gehe, wird dieses Buch ein dicker Wälzer...

Da aber in der Kürze die Würze liegt, wie das alte Sprichwort sagt, gibt es eine komprimierte Zusammenfassung, die auch alles Wichtige enthält:

Fangen wir mit „Suchtmittel" Nr. 1 und 2 an:

Zuerst die „Glotze" und dann das Handy...

Ich denke, dass die meisten meiner Leser im Besitz eines Fernsehers sind oder zumindest einmal waren.

Nun, was kommt aus ihm eigentlich heraus?

Es sind Schwingungen! In der Tat!

Unser Opa pflegte unseren Fernseher immer mit „Affenkasten" zu titulieren, wobei es wahrlich nicht negativ von ihm gemeint war.

Ich werde ihn ab sofort TV nennen, das ist kürzer und jeder kennt den Ausdruck.

Also gut: Die erste Regel, die ich von meinen Engeln schon vor vielen Jahren bekommen habe ist die, dass man sich schützen sollte, bevor man fernsieht.

Warum?

Ganz einfach: Weil nicht alles, was da aus dem TV herauskommt, gut für uns ist.

Doch holen wir nicht zu weit aus, sondern kommen gleich zum Kern der Sache:

Adalbert, der Zwerg, schreibt jetzt diesen Teil des Buches. Wir bitten den anderen Stil zu entschuldigen. Er schreibt aus der Sicht eines Naturwesens:

„Menschen mögen es, sich berieseln zu lassen. Das eigene Denken haben viele schon lange nicht mehr aktiviert. Es vegetiert ohne viel Energie zu bekommen lieblos herum. Die Frage, warum das so ist, liegt an den unterschwelligen Suggestionen die durchs Fernsehen versendet werden. Wir Naturwesen sind dagegen immun und so konnten wir Johannes, Flora und viele Freunde und Bekannte vor vielen Jahren schon warnen. Wer trotzdem nicht auf die „Berieselung" verzichten möchte, kann sich gut schützen. Johannes sagt immer: „VATER, ICH BITTE DASS ICH UNTER DEINEM SCHUTZMANTEL STEHE".

Das ist absolut wirkungsvoll, solange ihr in eurer Mitte seid, wie man so schön sagt. Doch bei Ärger, Aufregung, Wut etc. ist es schnell löcherig. Zum TV-schauen gibt es einen super genialen Tipp:

Ihr nehmt euren Orgonstrahler und stellt ihn etwa 2-3 Meter vor euer TV Gerät, wenn es noch ausgeschaltet ist. Es wäre sinnvoll, wenn ihr eine Steckdose mit Kippschalter habt, sodass der Fernseher wirklich aus ist, wenn ihr den Kippschalter betätigt, denn Aus ist nicht gleich Aus… Der Strom sollte ganz weg sein, sonst können bestimmte Energien und Wesenheiten trotzdem den Weg aus dem TV über eure Steckdosen zu euch finden.

Überrascht? Ich kann es euch erklären…

Meine Lieben, ich möchte euch erklären, warum das so ist. Stellt euch vor, es läuft gerade ein Krimi im Fernsehen und die emotionale negative Schwingung eines Schusses ist zu sehen und zu hören. Was passiert jetzt? Diese Energie dringt feinstofflich aus dem TV Gerät und ihr werdet mit eurer Aura damit konfrontiert. Ist die Aura komplett intakt, passiert euch nichts und die Schwingung prallt ab. So eine Situation kann jeden Tag auf der Straße passieren (ich meine Konfrontation mit Schwingungen von anderen Menschen die destruktiv oder anderweitig anders ist als eure Schwingungen).- Hat die Aura aber Löcher (ich meine nicht gleich wie ein Schweizer Käse, hihihi, (sondern etwas porös, dann kann feinstoffliche Schwingung eindringen.) Zurück zum Krimi im TV: Du schaltest jetzt den Kasten aus, weil du meinetwegen eine Frau bist, die so etwas nicht mag (nein ist kein Vorurteil, Frauen schauen lieber etwas Romantisches an). Dann kann diese Schwingung, trotzdem weiterhin den TV Kasten verlassen, da ja der Strom eingeschaltet bleibt. Könnt ihr ganz einfach selber testen. Schaltet den Fernseher ein und stellt euch davor und testet die Schwingung. Jetzt ausmachen. Die

Schwingung bleibt. Kappt ihr aber den Strom, so löst sich die Schwingung des Programms in kurzer Zeit auf.

Ich möchte euch jetzt verraten, wie ihr euch schützen könnt:

Wie gesagt, stellt ihr euren Orgonstrahler vor den TV Kasten mit etwas Abstand und bittet euren Orgonstrahler-Engel jetzt eine Wand aus Licht vor eurem TV Schirm zu errichten. Danach darf er über dem Kasten eine Lichtsäule errichten, die alles für euch Negative ins Licht wegfiltert und nur die guten Energien und Informationen kommen zu euch durch. Das betrifft am häufigsten Nachrichtensendungen, die nur so von Gewalttaten wimmeln. Dass soll jetzt aber kein Freibrief für heftige Filme und Dokumentationen sein, lieber Leser!"

Danke sehr, mein Freund! Das hast du gut erklärt!

Ich möchte noch ergänzend an die liegende Acht erinnern! Sie kann man auch auf TV, Radio, PC, Monitor, Telefon oder auch Handy schreiben oder kleben.

Wo wir gerade beim Thema sind:

Das Handy (ich hab übrigens keins) ist auch so'n Suchtmittel.

Ich kenne nur ganz wenige Jugendliche, die keins besitzen.

Wenn ihr eine liegende Acht auf einen Zettel malt und dabei immer sagt: **JESUS CHRISTUS IST SIEGER!** ,wird eine Schwingung aktiviert, die eine Gegenresonanz zu den krankmachenden Strahlen ist, die Handys ausstrahlen. Ich bin so feinfühlig, dass ich ohne Schutz nicht 1 Minute in Deutschland aushalten könnte, wenn in meiner Nähe jemand mit dem Handy telefoniert. In anderen europäischen Landen ist die Strahlung zum Teil wesentlich geringer.

Jetzt kommt eurer Orgonstrahler ins Spiel: Bestrahlt euch zusätzlich damit, wenn ihr telefoniert, damit ihr geschützt werdet. Bittet um den Schutz des VATERS! Der Orgonstrahler-Engel, als Helferengel vom VATER, hüllt euch dann ein.

Ihr solltet jedoch das Handy nicht als Hobby betrachten oder als Allzweckwundermittel, um alle Süchte und Möglichkeiten zu befriedigen oder auszunutzen!

Wenn ihr Radio oder Musik hören wollt, nehmt bitte kein Handy! Ihr wisst gar nicht, was ihr euch damit antut!

Wenn ihr unbedingt mit „Knopf im Ohr" Radio oder mp3 hören wollt, dann besorgt euch dafür ein eigenes Gerät, eurer Gesundheit zuliebe!

In den 80er Jahren hatte ich auch mal ein tragbares Gerät, dass Kassetten abspielen konnte. Zuerst fand ich es ja noch witzig, wenn man im Zug saß oder auch im Bus, aber man wird von wesentlichen Dingen abgelenkt, nämlich den Eingebungen!

Um zu verstehen, was seine Kinder alles verpassen, sollte mal das Experiment machen und mit ziemlicher Lautstärke auf den Ohren im Wald spazieren gehen... Man ist in einer eigenen Welt und gefangen von dem, was da an Musik einem entgegen kommt. Ich hab es testweise einmal probiert... Die Schönheit der Natur wird so nicht mehr wahrgenommen und das Empfinden komplett unterdrückt...

Ich empfehle, dass allen Kids oder Jugendlichen liebevoll klarzumachen, wenn sie dafür offen sind... Vom gesundheitlichen Aspekt ganz zu schweigen...

Kommen wir zur Entstörung von Radio, Video oder DVD und was es da noch so in dieser Richtung gibt:

Wie gesagt, die liegende Acht hilft hier auch auf wunderbare Weise!

Unser neuer Freund, der Orgonstrahler ist hier genauso behilflich wie bei allen (!!!) Steckdosen. Ich male auf jede Steckdose die liegende Acht und so wird ein Schutz gegen Elektrosmog aufgebaut. Mit unseren Orgonstrahler wird dann jede Steckdose, jedes Radio, jeder Videorecorder und quasi jedes Gerät bestrahlt, dass elektrischen Strom benutzt und durch das Bestrahlen entstört.

Viel Freude beim kreativen Arbeiten...

Reinigung des Körpers:

Ja, liebe Leser, ich komme jetzt zu einem sehr wichtigen Thema. Auf die Frage an die geistige Welt, ob ich die Themen „Wasser" und „Körperreinigung" am Anfang des Buches bringen sollte, wurde mir gesagt, dass es sinnvoller sei, sie erst später einzuflechten, da viele Leser am Anfang eines Buches es nicht hören wollen.

So komme ich erst jetzt zum Thema der Reinigung des Körpers.

Zum Waschen und der Reinigung mit Wasser möchte ich nicht viel sagen, da es jeder selber entscheiden sollte, wie oft man duscht, badet oder sich allgemein wäscht.

Nur das Thema „Kaltes Wasser" ist für mich hochinteressant in der Erklärung! Das Gesicht sollte täglich mindestens einmal kalt gewaschen werden, damit man ins „Hier und Jetzt" kommt. Lauwarmes Wasser ist in diesem Fall ungeeignet. Wenn ihr euren Orgonstrahler so platziert, dass das kalte Wasser dabei bestrahlt wird, werdet ihr feststellen, dass es nicht nur belebend wirkt, sondern auch noch regenerierend! Eure Zellen bekommen Vitalität eingestrahlt!

Selbstverständlich geht das auch unter der Dusche. Ist aber eher etwas für Hartgesottene oder Kneipp Anhänger! Wer kalt duscht, hilft seinen Körper zu entgiften und Schlacken besser abzutransportieren – und wenn jetzt zusätzlich noch euer neuer Orgonstrahler ins Spiel kommt, solltet ihr ihn so platzieren, dass das kalte Wasser bestrahlt wird!

Doch jetzt möchte ich zum energetischen Reinigen des Körpers kommen:

Ihr könnt euren neuen Orgonstrahler vor euch hinstellen oder mit ihm euren ganzen Körper entlangfahren. Mit oder ohne Halterung, das bleibt euch überlassen.

Die Rückseite könnt ihr benutzen, um etwas aus dem Körper herauszuziehen und die Vorderseite zum Einstrahlen positiver Energie.

Ein Gebet zu unserem SCHÖPFER, GOTTVATER, empfinde ich als absolut wichtig! Es geschieht nur das, was GOTTVATER bei euch zulässt. Sollte es aus einem wichtigen Grund noch nicht erlaubt sein, alles sofort lösen zu dürfen, werden erst nur die Aspekte gelöst oder gewandelt, die zu eurem Lebensplan dazu gehören.

Ich möchte euch jetzt ein Beispiel geben, was wunderbar klappt und zu einer der größten Sorgen der Menschen gehören: Blockaden im Kopf lösen!

Wenn ich Blockaden sage, meine ich solche, die Kopfschmerz, Tinnitus oder auch Migräne verursachen. Es klappt sehr oft. Durch diese einfache Weise, diese Blockaden zu lösen, wenn ihr euch an folgende Richtlinien haltet:

Die wichtigste Arbeit dabei ist das innige Gebet zu GOTTVATER, in welchem ihr darum bittet, dass ihr an die Ursache und den Auslöser der Blockade geführt werdet.

Danach richtet ihr die Rückseite eures Orgonstrahlers auf die Stelle, die euch belastet.

Nach einigen Minuten bestrahlt ihr euch dann mit der Vorderseite und bittet euren Orgonstrahler-Engel das Auflösen der Blockade einzuleiten, indem euch gezeigt wird, was die Ursache dafür war. Kopfschmerzen sind sehr häufig dadurch entstanden, dass der ganze Kopf nicht ausreichend durchblutet und mit Sauerstoff versorgt wurde. Tinnitus entsteht, so sagte mir die geistige Welt, wenn man nicht auf die Eingebungen der geistigen Welt hört und nur andere Sachen macht, als das, was man GOTTVATER vor der Inkarnation versprochen hat. Das Piepen im Ohr erinnert dann zuerst sanft und dann immer eindringlicher, dass man den falschen Weg geht. Es gibt ein artverwandtes Geräusch im Ohr, was durch elektromagnetische Felder oder Strahlungen ausgelöst wird, dass aber nichts mit dem „normalen" Tinnitus zu tun hat. Migräne entsteht durch verschiedene Möglichkeiten: Bei Frauen vor der Menopause ist ein Faktor, die Angst vor einer (erneuten) Schwangerschaft, auch oft nach einer Problemgeburt und dem Verzicht auf sexuelle Aktivitäten, die dann oft auch den Partner mit in die Migräne ziehen kann. Ein weiterer Faktor ist eine extrem übertriebener Reinigungs- und Sauberkeitszwang! Es muss sozusagen „picobello" zu Hause sein. Nur im Inneren dieser Menschen fehlt meistens die Sauberkeit und deshalb kommt es dann oft zu den Tinnitus-Attacken. Ein anderer Grund ist extremer Stress und Anspannung die ganze Woche über. Wenn jetzt am Wochenende Ruhe einkehrt, kommt der Kopf und der Geist damit nicht klar und der Tinnitus hält Einzug. Dieses sind die wichtigsten Gründe für die drei Blockaden. Schaut einmal, ob ihr davon etwas auf euch beziehen könnt, wenn ihr unter einer dieser Blockaden leidet. Wenn ihr euch jetzt mit eurem neuen Orgonstrahler bestrahlt und in Gedanken euch der Ursache und der Entstehung widmet, werdet ihr wahrscheinlich merken, wie plötzlich eine Klarheit in euch hineinfließt und einen „Kick" auslöst, der euch wissen lässt, wie ihr euer Leben ändern könnt und euer Orgonstrahler-Engel hilft euch bei der Umsetzung und dem Loslassen!

Ja, werdet ihr sagen, ihr fühlt vielleicht keines dieser Möglichkeiten in eurem Innern. Dann ist etwas in euch da, was die Erinnerung an die Ursache blockiert oder ihr selber wollt die Ursache nicht wahrhaben.

In diesem Fall bittet euren Orgonstrahler-Engel solange euch zu helfen, bis euch die Ursache gezeigt wird! Das kann als Vision sein, in einer „zufällig" gesehenen TV Sendung, in einer Zeitung, durch ein Gespräch und und und...

Ihr werdet hingeführt... Nur Geduld!

Jetzt möchte ich euch erklären, welche Körperteile dringende regelmäßige Reinigung durch euren neuen Orgonstrahler benötigen und darüber hocherfreut sind:

Eure Füße, die Knie, das innere Kind, der Rücken, eure Seele, euer Herz, die Schilddrüse und euer Kopf.

Natürlich erkläre ich euch auch wieso:

Nun, die Füße tragen euch durchs Leben und wollen genauso geliebt und beachtet werden wie alle anderen Körperteile und Körperorgane.

Es funktioniert ganz einfach: Ihr bestrahlt eure Füße von innen und außen mit eurem Orgonstrahler und achtet bitte darauf, dass eure Sohlen sehr langsam bestrahlt werden, denn sie bilden symbolisch den ganzen Körper ab. Alle Organe des Körpers haben eine Resonanz unter den Füßen. Ihr kennt sicherlich eine Fußreflexionsmassage. Euer neuer Orgonstrahler erfüllt die gleiche Funktion, nur geht er wesentlich stärker in die Tiefe und versorgt die Organe dadurch mit notwendigen Energien, die GOTTVATER zulässt!

Die Knie stehen für „Ich beuge mich" oder „ich beuge mich nicht!".

Demzufolge ist ihre Aufgabe auch ein ganz wichtiger Faktor im Körper.

Wenn ihr sie nun mit positiver Energie bestrahlt, bittet euren Orgonstrahler-Engel euch zu helfen, dass alle Energien, die eure Knie benötigen, in sie hineingestrahlt werden und als weiteres Extra euch zu helfen, Entscheidungen zu treffen!

Entscheidungsprobleme beinhalten meistens Knieprobleme!

Kommen wir zum inneren Kind: Es hat seinen Sitz dort, wo der Bauch ist. Das innere Kind ist der Teil in euch, der kindlich geblieben ist und auch rein! Wenn ihr regelmäßig im Uhrzeigersinn über das innere Kind streicht, werdet ihr feststellen, dass es Ruhe und Frieden in euren Körper bringt. Verbunden mit eurem neuen Orgonstrahler hat euer Orgonstrahler-Engel jetzt die Möglichkeit, Kontakt zu eurem inneren Kind aufzunehmen und ihm gezielt in der ganzen Tiefe zu helfen.

Euer Rücken und eure Wirbelsäule brauchen viel Energie, eine regelmäßige Massage und Energie! Mit eurem Orgonstrahler bekommt ihr eine feinstoffliche Massage und Reinigung. Wunderbar, gell?

Ihr platziert ihn so, dass euer Rücken bestrahlt wird, den Rest übernimmt der Orgonstrahler-Engel.

Eure Seele ist oft traurig und kommt mit dieser schnelllebigen Zeit nicht mehr mit. Stellt euren Orgonstrahler so auf, dass seine Vorderseite eure Brust in Höhe der Brust in der Mitte bestrahlt. Dort ist der Sitz der Seele!

Der Orgonstrahler-Engel hüllt jetzt die Seele liebevoll ein und hilft ihr, Probleme zu lösen oder Fragen zu klären.

Kommen wir zu eurem Herzen:

Wenn ihr es sanft mit eurem Orgonstrahler bestrahlt, so bittet im Gebet zu GOTTVATER darum, eurem Motor, denn nichts anderes ist euer Herz, zu helfen. Es braucht genauso Pflege und Hilfe, wie es ein Automotor auch benötigt.

Der Orgonstrahler-Engel verbindet sich mit eurem Herzen und ihr werdet dahin geführt, all das zu ändern, was eurem Herzen schadet. Eine Ernährungsumstellung, Schlafplatzwechsel, mehr Wasser zu trinken oder viele andere Dinge können die Dinge sein, die plötzlich dadurch in euer Leben kommen und ihr wisst auf einmal, dass es genau das ist, was euer Herz und Körper benötigt.

Die Schilddrüse ist eines eurer wichtigsten Organe. Wenn ihr sie bestrahlt, kontaktiert der Orgonstrahler-Engel das Elementalwesen, dass die Schilddrüse beschützt. Jedes Organ im Körper hat Elementale, die sie beschützen und betreuen.

Wer möchte, kann diesen Namen geben und so direkt mit ihnen kommunizieren.

Wenn ihr beispielsweise euren neuen Orgonstrahler auf euch richtet und ihr sozusagen davor sitzt, so könnt ihr eine Liste mit allen Organen, die ihr vorher geschrieben habt, jetzt vorlesen und zu jedem Organ bekommt ihr einen Namen des jeweiligen Elementalwesens genannt. Probiert es ruhig aus, es klappt! Vielleicht nicht beim ersten Mal, aber mit der Zeit werdet ihr immer feinfühliger…

Zurück zur Schilddrüse:

Wenn ihr sie regelmäßig bestrahlt, wird der Orgonstrahler-Engel zusammen mit dem betreuenden Elemental sie so einstellen, wie es für euren Körper richtig und wichtig ist.

Der Kopf ist genauso wichtig wie die Seele und das Herz.

Aus diesem Grund bedarf es auch einer Bestrahlung dessen.

Es gibt soviele Dinge, die durch die Hilfe des Orgonstrahler-Engels geändert werden können!

Wie vielleicht einige von euch wissen, setzen sich Schwermetalle wie Quecksilber oft im Gehirn ab und sind eine Möglichkeit für Demenz oder Alzheimer, da Quecksilber die Hirnschranke überwindet und so ins Gehirn dringen kann. Aber Amalgamfüllungen ist nicht der einzige Grund der Quecksilbereinlagerungen im Kopf. Die Umwelt ist ein viel größerer Quecksilber Lieferant! Durch das Einatmen von Auspuffgasen und anderen Umweltgiften, sowie den Chemtrails am Himmel, kann u.U. Quecksilber in den Kopf und das Gehirn gelangen.

Nun, GOTTVATER hat Mittel gegeben, die auch im positiven Sinne die Hirnschranke passieren und ausleiten und säubern helfen.

Dazu gehört Koriander, Gold, Platin und das körpereigene Hormon Melatonin.

Jetzt an diesem Punkt kommt unser Team zum Einsatz: Unser neuer Orgonstrahler und der helfende Orgonstrahler-Engel.

Klar, Platin und Gold sind teuer und wie soll diese kolloidale Schwingung davon in das Gehirn kommen?

Nun, ihr strahlt es euch einfach mit eurem Orgonstrahler ein!

Ein Beispiel dazu geht wie folgt:

„Geliebter VATER, ich bitte Dich jetzt, dass mein Orgonstrahler-Engel jetzt zusammen mit meinem Orgonstrahler mir alle Essenzen einstrahlt, die meine Hirnschranke passieren und mein Gehirn und meinen Kopf von allen Giften befreien, die Du erlaubst. Denn Dein Wille geschieht JETZT! Danke, danke, danke geliebter VATER. Denn Jesus Christus ist Sieger! Jesus Christus ist Sieger! Jesus Christus ist Sieger!"

Wer es ganz innig und aus dem tiefsten Herzen spricht und dann vorgeht, wird eine Linderung bis hin zur kompletten Entgiftung auf diese Weise erfahren können. Wichtig ist dabei, dass ihr den VATER bittet und euren freien Willen außen vor lasst, denn der VATER weiß genau, was ihr braucht und in welcher Stärke ihr es eingestrahlt bekommt zur Hilfe.

Reinigung und Energetisierung von Wasser:

Wasser ist eines meiner Lieblingsthemen und mit ihm beschäftige ich mich schon sehr lange.

Viele Experimente mit dutzenden von Wässern habe ich schon durchgeführt und dabei erstaunliche Resultate erzielt!

Zuerst möchte ich vorweg nehmen, dass hier bei uns im Allgäu, wie wahrscheinlich im Großteil von Deutschland, Leitungswasser sehr oft mit UV bestrahlt wird und so zwar entkeimt wird, aber energetisch tot ist.

Es hat keine positiven Eigenschaften mehr!

Nehmt ihr jetzt ein Glas und füllt es mit Leitungswasser und bestrahlt dieses Wasser einige Minuten mit eurem neuen Orgonstrahler, so wird sich vielerlei tun:

Das Wasser wird weicher und bekömmlicher werden.

Es fließt aus dem feinstofflichen Bereich Sauerstoff in das Wasser, was ihr daran seht, dass kleine Sauerstoffbläschen sich bilden.

Das Wasser wird energetisch aufgeladen und versorgt den Körper mit positiver Energie.

Das hört sich doch schon einmal wundervoll an, oder?

Jedoch werden wir dieses wunderschöne Erlebnis noch toppen:

Bittet den VATER im Gebet darum, dass jetzt alle positiven Dinge, die in eurem Wasser sein sollen, jetzt über den Orgonstrahler-Engel in dieses Wasser gegeben werden dürfen.

Auch hier möchte ich euch ein Beispiel sagen:

Ich habe einen weißen Zettel genommen und die Umrisse das Glases Gezeichnet, in dass das Wasser kommen sollte.

Den Kreis, welchen ich gerade gemalt hatte, bestrahle ich jetzt mit meinem Orgonstrahler und bitte darum, dass „Schutzenergie" in ihn hineinfließt.

Das hat folgenden Hintergrund: Wasser hat die Eigenschaft, alles in sich auszunehmen, dessen es ausgesetzt ist. Läuft beispielsweise ein Krimi oder etwas stark aufwühlendes im TV oder destruktive Musik, so nimmt das Wasser dessen Schwingungen auf. Durch den „Schutzkreis", der mit eurem neuen Orgonstrahler energetisiert wurde, besteht ein Schutz gegen Fremdbeeinflussung jeglicher Art. Selbst wenn ein Glas Wasser in diesem Kreis vor einer Mikrowelle stände, ginge die gefährliche Mikrowellenstrahlung nicht ins Wasser!

Praktisch, gell?

Zurück zum Einstrahlen:

Ich fülle jetzt das Wasserglas mit Leitungswasser und stelle es in den Kreis. Danach bestrahle ich das Wasser mit den Informationen, die ich möchte, z.B. Liebe, Harmonie, Frieden etc.

Da gibt es viele Möglichkeiten!

Wenn ihr jetzt dieses Wasser trinkt oder euren Tieren oder Pflanzen gebt, so entsteht eine wunderbare Situation. Alle, die dieses Wasser bekommen, verändern sich auf wunderbare Weise!

Pflanzen blühen prächtiger, Tiere spüren auch sofort eine wundervolle Resonanz und Menschen auch sofort oder nach geraumer Zeit, je nach Feinfühligkeit des Einzelnen!

Zurück zu anderen Wässern:

Ich habe, wie gesagt, jede Menge verschiedene Wässer getestet:

Am besten schnitten Quellwässer ab oder solche, die an Kraftplätzen standen oder diese durchflossen.

Das gab mir wieder reichlich Ideen zum Testen:

Das Heilwasser aus Lourdes habe ich mir von Freunden mitbringen lassen, da ich bisher in diesem Leben noch nicht dahin gekommen bin.

Hier bei uns im Allgäu gibt es auch einige wunderbare Quellwässer, die ich schon gekostet habe.

Nun, ich möchte sagen, dass das Lourdes Wasser mit dem Segen vom VATER aufgeladen ist und schon oft wunderbare Dinge bewirkt hat.

Also habe ich etwas Lourdes Wasser in ein kleines Fläschchen gefüllt und neben den neuen Orgonstrahler gestellt und mir eingestrahlt. Der Erfolg war schier unglaublich!

Man bekommt das Gefühl, „live" in Lourdes dabei zu sein und die positiven Energien des Lourdes Wassers voll und intensiv zu tanken!

Danach probierte ich verschiedene Quellwässer aus unserer Region aus!

Ich hielt Meine Hände über das jeweilige Wasser und bat GOTTVATER um seinen Segen für das Wasser:

„Ich segne dieses Wasser im Namen des VATERS, des SOHNES und des HEILIGEN GEISTES. So ist es und so sei es! **JESUS CHRISTUS IST SIEGER! JESUS CHRISTUS IST SIEGER! JESUS CHRISTUS IST DER SIEGER!"**

Was glaubt ihr, was geschah?

Zuerst einmal floss jede Menge Sauerstoff in das Wasser hinein, denn es prickelte nur so vor Sauerstoffbläschen im Wasser. Dann trank ich es! Es mundete wunderbar!

Als nächstes stellte ich das Glas mit dem Wasser direkt neben meinen neuen Orgonstrahler: Es verstärkte die eben empfundene Energie noch etwas, da es jetzt feinstofflich in den Körper gelangte und gleich seine reinigende und energetisierende Energie verteilte. Ein wunderbares Gefühl!

Kommen wir jetzt zu einigen der vielen Fragen bezüglich Wasser, die mir in den letzten Jahren gestellt wurden:

Kann ich auch stilles Wasser aus PET Flaschen unbedenklich trinken?

Diese Frage kann ich nur mit „JEIN" beantworten:

Es kommt darauf an. Stand das Wasser in der PET Flasche längere Zeit in der Sonne oder wurde Strahlungen ausgesetzt (inklusive dem Scannen des Strichcodes an der Kasse) so sind einige zu reinigende Energien im Wasser.

Ich habe die Probe aufs Exempel gemacht:

Eich habe eine PET Flasche mit kohlensäurefreiem Wasser gekauft, die gescannt wurde und eine die nicht gescannt wurde.

Dann bin ich mit meinem Orgonstrahler bei beiden Flaschen über den Strichcode hoch und runter gefahren ohne ihn zu verletzen, da die Frage dazu von einem Mann kam, der die leere Flasche wieder abgeben wollte und die 25 cent Leergut zurückbekommen wollte, was bei zerstörtem Strichcode nicht möglich ist.

Also vorsichtig hoch und runter bestrahlt und schon beim dritten Mal hörte ich in mir den Satz meines Orgonstrahler-Engels, dass das Wasser frei von Bestrahlungen sei.

„JESUS CHRISTUS IST SIEGER!" sagte ich daraufhin dreimal.

Diese Strahlung wurde den beiden Wässern eingestrahlt.

Blieb nur noch die Schwingung des Kunststoffs im Wasser.

Wie sollte ich die herausbekommen?

Wieder fand der Orgonstrahler-Engel eine Lösung!

Ich sagte ihm, dass er alles aus dem Wasser herausfiltern solle, was GOTTVATER erlaubt und so dauerte es schon einige Sekunden, bis ich „grünes Licht" bekam, also die Bestätigung, dass alles heraus war.

Ein großes Prozedere um Wasser zu reinigen, oder?

Ich ging in einen großen Getränkemarkt und schaute nach stillem Wasser ohne Kohlensäure in Glasflaschen. In drei Märkten fand ich nur 2 Sorten (!!!), wovon eine als Heilwasser deklariert war und die andere die „Blume des Lebens" unter dem Etikett trug. Nun, ich möchte hier keine Abhandlung über positive oder negative Energie dieses Zeichens abhalten. Früher, als ich es noch nicht besser wusste, dachte ich auch, dass besagte „Blume" gut wäre, da es fast alle Esoteriker benutzten. Da ich aber kein Esoteriker bin, sondern ein spiritueller Mensch, der sich nur GOTTVATER und JESUS

CHRISTUS unterordnet und keinen Meistern und anderen „Gurus" und wer sich sonst für etwas Auserwähltes hält, habe ich schnell die esoterische Wirkung und Abhängigkeit der „Blume des Lebens" erkannt.

Jeder kann machen, was er möchte und muss letztendlich auch für das, was er denkt und sagt vor dem VATER Verantwortung übernehmen, deshalb kann ich nur raten, nicht irgendwelchen Meistern oder Gurus Untertan zu werden, sondern den direkten Weg zum VATER zu gehen. Das ist der einzig richtige Weg, finde ich!

Zurück zu den Wässern in Glasflaschen: Ich finde es schade, dass es so wenige Anbieter von stillen Wässern in Glasflaschen gibt.

Daraufhin habe ich nach Alternativen gesucht und gefunden.

Es gibt Anbieter von Wasserenergetisiergeräten, die totes Wasser wieder lebendig machen.

Aber brauchen wir teure Geräte dafür?

Entscheiden muss es jeder selber.

Ich persönlich habe mir die Natur angesehen. Natürliche Flussläufe haben Links und Rechtsläufe, das Wasser fließt mal links, mal rechts herum und immer durch Strudel und Verwirbelungen und löst sich so von Anhaftungen jeglicher Art.

Natürlich fiel mir Freund „liegende Acht" sofort wieder ein.

War das Verwirbelung genug?

Ich malte einige liegende Achten immer wieder übereinander und sagte: **JESUS CHRISTUS IST SIEGER**!

Dann bestrahlte ich diese liegenden Achten mit meinem Orgonstrahler und ging die liegenden Achten mit ihm ab.

Was glaubt ihr, passierte?

Dieses aufgemalte Symbol wurde mit starker Energie aufgeladen und ich spürte Links- und Rechtsdrehungen, ja Verwirbelungen in ihm.

Jetzt wurde die Probe aufs Exempel gemacht:

Ein Glas mit Leitungswasser stellte ich auf das soeben energetisierte Symbol der liegenden Acht.

Nach wenigen Minuten fing das Wasser an, Sauerstoffbläschen zu bilden.

Ich probierte das Wasser nach etwa 10 Minuten und es schmeckte frisch, jedoch noch etwas nach Chlor.

Jetzt bestrahlte ich es mit meinem neuen Orgonstrahler und sagte dem Orgonstrahler-Engel, dass er bitte alles Chlor, Kalk und was sonst noch störend sei, bitte herausziehen solle.

Es geschah!

Das Wasser schmeckte jetzt ähnlich wie Quellwasser in den Bergen, nur war mehr Energie in ihm, wie ich fand...

Ein weiteres wunderbares Hilfsmittel ist das magnetisierte Wasser.

Im Grunde des Herzens ist es so einfach:

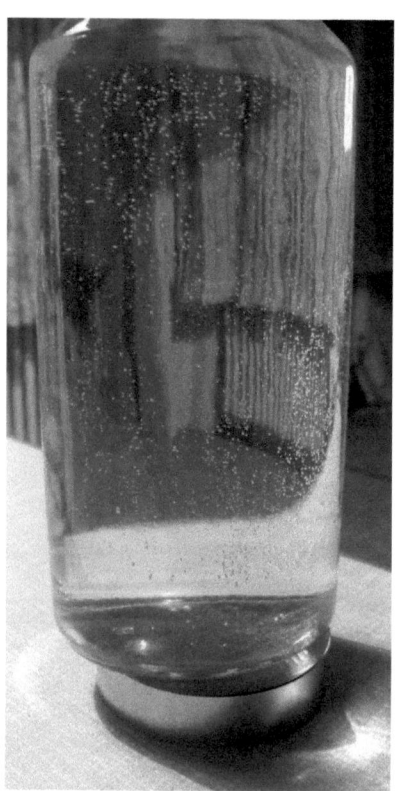

Ich habe mir einen großen Magneten gekauft, (er sollte mehr als 8000 Gauß haben) um darauf eine Karaffe mit unbehandeltem Wasser zu stellen. Nach etwa 60 Minuten sieht das Wasser wie auf obigen Foto aus. Es ist voller Sauerstoff!

Danach bestrahle ich das Magnetwasser noch mit meinem Orgonstrahler und gebe alle Energien hinein, die ich möchte.

Experimentiert ruhig auf diesem Gebiet! Es macht Freude und ist faszinierend!

Wie man Wasser zusätzlich bestrahlen kann, kommt jetzt im nächsten Kapitel des Buches...

Die Hilfe und Ergänzung durch die Handelektroden

Ja, früher brauchten wir Transmitter oder Globulis etc. als Ergänzung zum Orgonstrahler!

Ich hatte vor vielen, vielen Jahren von GOTTVATER die Eingebung und Erlaubnis bekommen, Transmitter herzustellen.

Heutzutage ist es nicht mehr nötig, kann aber trotzdem bei Bedarf natürlich weiterhin benutzt werden.

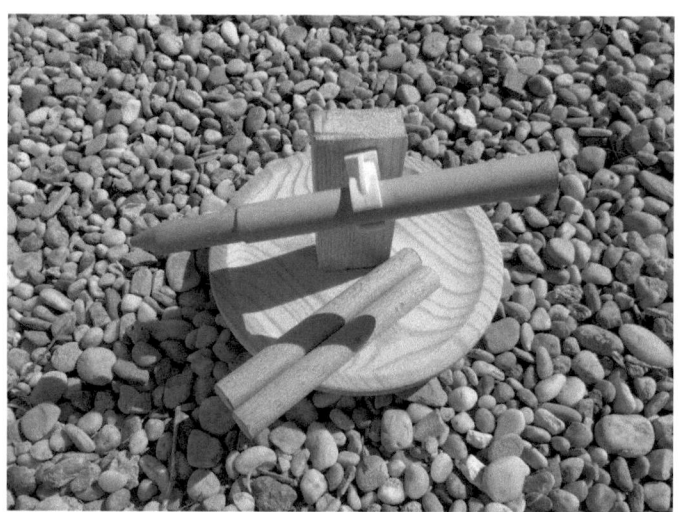

Hier auf dem Bild seht ihr den Orgonstrahler „Standard" plus die zwei Handelektroden aus Vollholz, die im Preis inbegriffen sind und auch mit der Orgon-Energie aufgeladen sind. Auf der Holzplatte, also der Halterung, könnt ihr natürlich alles drauf stellen, was ihr eingestrahlt haben möchtet, deshalb ist die Halterung auch so groß. Bei meinem Orgonstrahler „Mini" ist keine Halterung dabei, deshalb ist er auch etwas günstiger, aber ihr könnt alles, was ihr über ihn einstrahlen wollt, direkt daneben stellen, dann klappt es genauso gut.

Früher habe ich einzelne Transmitter-Röhrchen angeboten, die ihr erwerben konntet. In der heutigen Zeit ist das nicht mehr notwendig, wenn ihr einen von meinen neuen Orgonstrahlern kauft. Ihr sagt eurem Orgon-Engel, was ihr eingestrahlt haben möchtet und schon macht er es. Alles, was GOTTVATER erlaubt, wird eingestrahlt – in der Menge, wie es der Körper benötigt!

Früher gab es zu der Wabe auch Handelektroden, die mit Kabeln am Orgonstrahler befestigt wurde, dazu. Das ist heute anders: Ich gebe Handelektroden dazu, (siehe voriges Bild) die die gleiche Energie des Orgonstrahlers haben, aber es werden keine Kabel mehr benötigt. Es funktioniert feinstofflich!

Die Handelektroden sind aus Holz gefertigt und jeder Benutzer seines neuen Orgonstrahlers kann sich so die Energien, die er sich einstrahlen möchte, bequem über die Handelektroden auch einstrahlen.

Ebenfalls habe ich die Handelektroden so konzipiert, dass sie auch ohne meine Orgonstrahler dauerhaft positive Energien aussenden.

Manchmal, wenn ich auf Reisen bin, stecke ich mir die Handelektroden links und rechts in die Hosentasche während der Fahrt, um so auch zusätzliche Energie zu bekommen.

Ich finde es sehr praktisch.

Eine weitere interessante Möglichkeit bieten die Handelektroden wie folgt:

Wer viel vor dem Computer sitzt, braucht Schutz und Energie.

Ich klemme mir die Handelektroden schon mal unter die Oberschenkel und „tanke" so auch Energie…

Wer kreativ ist, findet viele Möglichkeiten der Nutzung…

Reinigung und Entstörung von Solar- und Photovoltaikanlagen

Euer neuer Orgonstrahler kam schon des Öfteren in die Situation, ungewöhnliche Dinge zu tun.

Gemeinsam mit dem Orgonstrahler-Engel beschloss ich dann, eine Lösung zu finden.

Nun: Solaranlagen, als auch Photovoltaikanlagen, senden eine feinstoffliche Schwingung ab, die nicht besonders gut für uns ist. Da ich super sensibel bin und wir mal eine Nacht bei einer Bekannten übernachteten und ich im wahrsten Sinne des Wortes von den Strahlungen malträtiert wurde, musste ich mir schnell etwas einfallen lassen, gegen diese Photovoltaik-anlage, die auf dem Dach des Mehrfamilienhauses war. Ich bat den Orgonstrahler-Engel um Hilfe und Schutz und es funktioniert wie folgt: Ihr stellt euren Orgonstrahler vor die Zentrale der Photovoltaikanlage. Ihr bittet dann den Orgonstrahler-Engel, dass alle euch schadende Energie umgewandelt bzw. in die geistigen Gefilde mittels Lichtsäule zur Transformation umgeleitet wird. Es kann eine Stunde oder auch zwei dauern, da das ein großer Eingriff ist. Doch was tun, wenn ich den Orgonstrahler jetzt dauerhaft zur Entstörung der Photovoltaikanlage benötige?

Eine Lösung musste her und zwar schnell!

Der göttliche Weg ist einfach und so kam ich auch bald darauf.

Es wurden folgende Fotos gemacht: Eines von der Stromzentrale, eines von den Photovoltaik Platten auf dem Dach und ein Foto vom Grundstück.

Jetzt bestrahlte ich jedes Foto etwa 30 Minuten lang mit folgender Schwingung und Unterstützung des Orgonstrahler-Engels:

UMWANDLUNG ALLER BELASTENDEN STRAHLUNG DURCH ELEKTROMAGNETISCHE FELDER ÜBERALL DORT, WO ICH MEINEN WOHN- UND NUTZUNGSRAUM ÜBERALL AUF DEM GRUNDSTÜCK HABE.

So habe ich nicht in den freien Willen der anderen Mieter bzw. Eigentümer eingegriffen.

Als besonderes Schmankerl machte ich jetzt ein Foto, wo mein Orgonstrahler alle drei Bilder bestrahlt mit der eben genannten Energie. Ich schrieb sie auf einen Zettel und steckte ihn in die Halterung.

Dieses Foto klebte ich in der Wohnung der Bekannten an die Wand, hinter der das Photovoltaik Stromgerät saß.

Es klappte!

Ihr dürft es jetzt gerne auf eure Häuser für euch individuell ummünzen…

Reinigung von Friedhöfen / Kult- / Kraft- / Henkers- / Opferplätzen

Ein Thema, was mir sehr am Herzen liegt, ist die Reinigung von Friedhöfen, alten Kult-, Opfer- oder Henkersplätzen und Orten.

Ich gehe da wie folgt vor:

Zuerst stelle ich meinen Orgonstrahler vor mich auf die Erde, die gereinigt werden soll.

Dann bete ich folgendes Gebet:

GELIEBTER VATER. ICH BITTE DICH JETZT, DASS ICH DIESEN ORT HIER MIT HILFE MEINES ORGONSTRAHLER-ENGELS UND DER GEISTIGEN WELT SOWEIT REINIGEN UND BEFREIEN DARF VON ALTEN ANHÄNGSELN, SEELEN DIE ERLÖST WERDEN MÖCHTEN UND ALTEN FLÜCHEN, VERWÜNSCHUNGEN, GRÄUELTATEN UND ALLEM, WAS DU ERLAUBST UND ZULÄSST, DENN NUR DEIN WILLE GESCHIEHT JETZT! JESUS CHRISTUS IST SIEGER, JESUS CHRISTUS IST SIEGER, JESUS CHRISTUS IST SIEGER!

Wenn jetzt ein wärmendes Gefühl durch meine Hände fließt (und das war bisher immer der Fall) dann darf ich hier reinigen.

Ich gehe dann wie folgt vor:

Zuerst danke ich GOTTVATER, dass ich weiterhin unter seinem Schutzmantel stehe und er mich in allen Dingen beschützt und behütet, die geschehen werden.

Danach werden meine Erd-Energiestäbchen, die ich immer dabei habe, mit der Energie der Heilung, Auflösung und Umwandlung programmiert und dann an Orten, an denen ich das Gefühl habe, dass sie dort richtig stecken, in die Erde gegeben. (Das sind Zahnstocher oder gedrittelte Schaschlikspieße, die ich mit meinem Orgonstrahler dafür aufgeladen habe)

Dann richte ich meinen Orgonstrahler auf die Erde vor mir aus und sage zu dem Orgonstrahler-Engel: „Bitte arbeite jetzt mit den Engeln, die GOTTVATER geschickt hat und dass all das geschehen darf was er erlaubt. So ist es und so sei es."

Auf diese Weise wurden schon Friedhöfe und Plätze und Orte gereinigt, die sehr dunkel waren oder wo verwirrte Seelen noch herum spukten (z.B. Galgenhügel, Galgenberge etc.) und froh waren, ins Licht gehen zu können, denn alleine fanden sie den Weg dorthin nicht.

Reinigung und Entstörung von Geld, Gold und Schmuck

Das Thema hat mich gereizt, denn ich wollte immer das Geld, vor allem die Scheine, Gold und Silbermünzen und Schmuck energetisch reinigen.

Mit Hilfe meines Orgonstrahler-Engels ist das jetzt möglich!

Die mühsame Weise wäre es, jede Münze, jeden Schein und jedes Schmuckteil einzeln zuerst mit der Rückseite zu reinigen bzw. entstören und dann mit der Vorderseite meines neuen Orgonstrahlers zu energetisieren.

Aber da der göttliche Weg einfach ist, dachte ich mir, ich probiere es anderes und voila: Es funktioniert!

Also: Alle Scheine oder alle Münzen oder alle Schmuckstücke in eine Schale aus Bambus legen. Dann wird alles mit Quarzsand gefüllt und bedeckt.

Sobald dieses geschehen ist, wird die Rückseite des neuen Orgonstrahlers an den Quarzsand gehalten und der Orgonstrahler-Engel gebeten, alles Negative oder Belastende herauszuziehen. Das dauert etwa einige Minuten. Danach mit der Vorderseite energetisieren.

Jetzt alles aus dem Quarzsand herausholen und ihn wieder mit der Rückseite reinigen – für das nächste Mal!

Energetisierung und Entstörung von Benzin, Diesel oder Gas- / Ölheizung:

Dieses erfordert nicht viel Vorkenntnis, denn es ist leicht erlernbar. Zuerst tankt ihr je nach eurem Auto Diesel oder Benzin in einen Reservekanister. Zuhause wird dieser Treibstoff dann mit der Rückseite eures neuen Orgonstrahlers entstört und gereinigt mit Hilfe des Orgonstrahler-Engels. Das dauert etwa 10 Minuten. Danach mit positiver Energie geflutet. Ich sage dabei etwa so etwas wie: „Ich bitte darum, dass der Kraftstoff so sauber wie möglich verbrennt und das Auto so sparsam wie es GOTTVATER erlaubt, fährt und dass das ganze Auto positiv eingehüllt und geschützt ist bei jeder Fahrt."

Danach gebe ich den Treibstoff in den Tank und über die Schwingung bleibt es eigentlich immer im Tank, außer ihr fahrt den Tank einmal komplett leer...

Gas- und Heizölanlagen bestrahlt ihr ähnlich. Zuerst mit der Rückseite reinigen und entstören und dann mit der Vorderseite eures neuen Orgonstrahlers positiv bestrahlen, ähnlich wie beim Auto. Dieses sollte jedoch etwa alle 4-8 Wochen wiederholt werden.

Ihr seht, nicht schwierig und wenn man weiß, wie es geht, auch alles machbar!

Reinigung und Energetisierung von Lebensmitteln:

So, das Thema, das man als Erstes im Buch erwartet hatte, kommt fast zuletzt.

Warum?

Nun, weil ihr jetzt schon fast alles wisst und höchstwahrscheinlich schon selber genau wisst, wie es geht.

Ich mache es folgendermaßen:

Zuerst wird der Strichcode liebevoll durchgestrichen von **JEDEM** eingekauften Lebensmittel (oder allen Dingen, die so etwas haben).

Das geht mittels eines Kulis oder anderen Stiftes und notfalls auch mit dem Fingernagel. Dabei sage ich: **JESUS CHRISTUS IST SIEGER** und das dreimal hintereinander. Kennt ihr ja schon von mir.

Jetzt wird mit der Rückseite des neuen Orgonstrahlers alles Negative und Belastende herausgezogen (das macht der Orgonstrahler-Engel) und dann mir der Vorderseite alles mit positiver Energie aufgeladen.

Eigentlich ganz einfach, oder?

Hutzlibub sagt gerade, ich soll euch erklären, wie es mit dem ph Wert von Wasser ist.

Gute Idee!

Ihr könnt euer Wasser auch mit einem speziellen ph-Wert versehen. Das geht so:

Ihr stellt euren Orgonstrahler vor die Wasserkaraffe und sagt, dass ihr im Wasser beispielsweise den ph-Wert von 9,5 eingestrahlt haben möchtet. Das ist dann basisches Wasser zum Entgiften und Reinigen.

Braucht ihr hingegen saures Wasser (gut zum Zähneputzen oder für die Waschmaschine oder um gespritztes Obst zu entgiften), so sagt ihm, er möge euch ph Wert 4,0 einstrahlen.

Der 13er Kreis:

Jesus hatte ja 12 Jünger. So kommt es hier bei unserer positiven Denkweise zur Zahl dreizehn.

Alles was lebt, könnt ihr hierfür nehmen. Ich habe es schon mit Kartoffeln, Orangen oder auch Mandarinen gemacht: Hier sind jetzt seit etwa 5 Monaten die Walnüsse, die gesegnet (mit 3x **JESUS CHRISTUS IST SIEGER!**) den Kreis bilden. Es fließt Heilenergie! Ihr könnt es auch ohne euren Orgonstrahler vorab testen: Nehmt ein Glas mit Leitungswasser und probiert einen Schluck davon: Dann stellt ihr dieses Glas mit Wasser in den 13er Kreis, den ihr vorher mit dreimal „**JESUS CHRISTUS IST SIEGER!**" energetisiert habt, indem ihr mit der rechten Hand dreimal rechts drehend über den Kreis gefahren seid.

Das Wasser braucht nur eine Sekunde drin stehen. Nehmt es hoch und probiert das Wasser! Es ist viel weicher und bekömmlicher! Stellt jetzt euren Orgonstrahler davor und probiert dann das Wasser, was ihr wieder in den Kreis gestellt habt. Es hat sich noch einmal verändert und ist jetzt hexagonal aufgeladen und mit einer sehr hohen Bovis-Energie versehen.

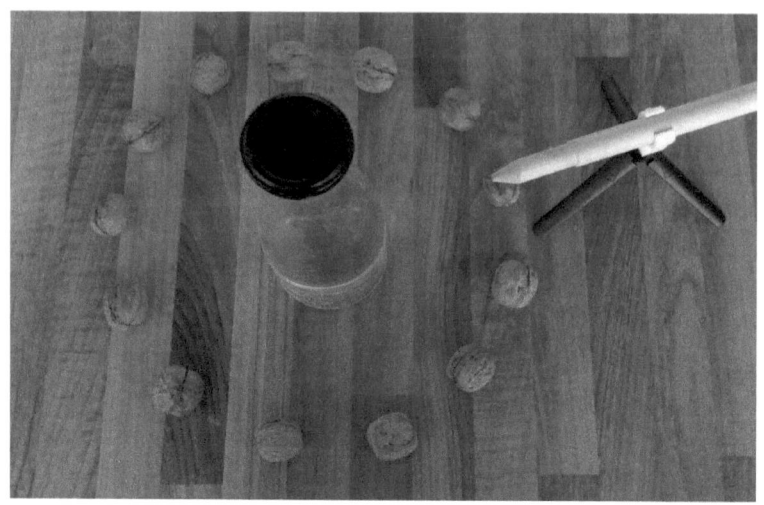

Mögen euch diese kleinen Hilfen und Tipps dazu bringen, mit eurem Orgonstrahler zu experimentieren und wundervolle Dinge zu tun!

Kommen wir jetzt zu den weiteren Updates dieser dritten Auflage:

(Im Gegensatz zur 2. Auflage gibt es hier auch jetzt Bestellmöglichkeiten, die ihr bemängelt habt.)

Aufgrund von Fragen eurerseits, habe ich weitere Orgon-Produkte gebaut und erkläre hier kurz, wie sie funktionieren:

Der Energie-Stab

Dieser Energie-Stab beinhaltet auf feinstoffliche Weise alle Mineralien, Vitamine, Spurenelemente, Metalle und alles andere, was der Körper auch braucht. Der Körper nimmt sich immer nur das heraus, was er benötigt. Er startet bei 5000 Bovis-Einheiten und geht bis 350.000 Bovis-Einheiten hoch, sofern der Mensch das aushält. Er ist intelligent und mitdenkend, da er sich jeweils an die entsprechenden Situationen anpasst. Es gibt KEIN Überdosieren! Einige Minuten täglich reichen zum Aufladen des Körpers.

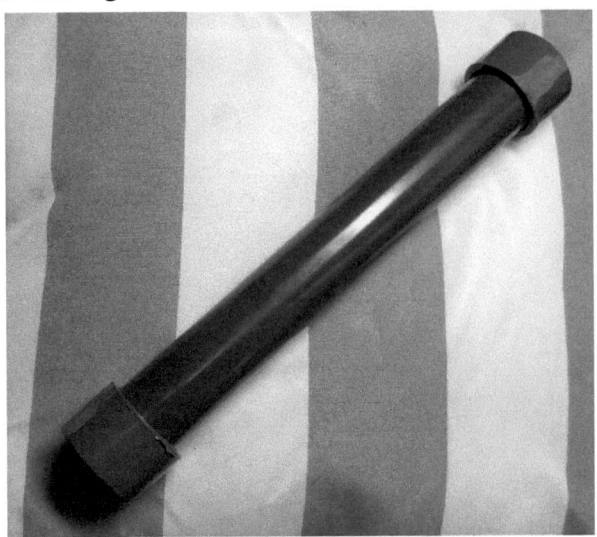

Der Chlorophyll-Strahler

Durch eine Eingebung im Traum kam ich auf die Idee, einen Chlorophyll-Strahler zu bauen, denn nicht nur die Natur braucht Chlorophyll, sondern auch der Mensch und das Tier. Mit der Erlaubnis und Hilfe von unserem geliebten VATER in JESUS CHRISTUS, habe ich dann den Chlorophyll-Strahler entwickelt. Er strahlt Mensch, Tier und Natur die Menge an reinstem Chlorophyll ein, die gebraucht wird. Ich habe ihn so aufgeladen, dass er momentan bis zu 200.000 Bovis-Einheiten einstrahlen kann, wobei er nach oben hin offen ist und im Bedarfsfall auch höhere Mengen einstrahlt. Er passt sich jeweils an Mensch, Tier und Natur an und dadurch gibt es kein Überdosieren. Es wird nur gute, positive Energie eingestrahlt. Wie bei allen Orgonstrahlern kann es kurzzeitig zu Erstverschlimmerungen und stärkeren Reinigungen kommen, da der Körper sich erst an die neue Energie gewöhnen muss.

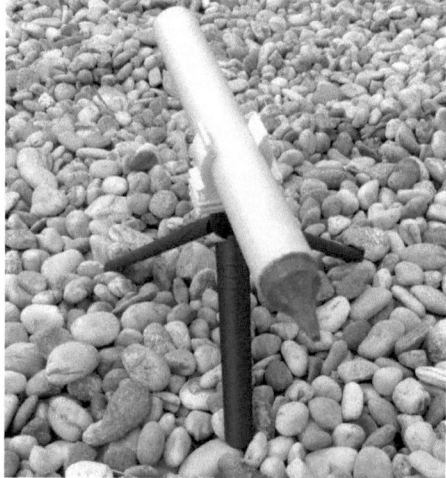

Es gibt aber auch eine andere Variante des Chlorophyll-Strahlers:

Die Chlorophyll Stab-Version:

Alle, die ihn getestet haben oder schon besitzen, sind begeistert von ihm! Man bekommt dauerhaft reines Chlorophyll feinstofflich eingestrahlt, was Mensch, Tier und Natur gut tut!

Einige von euch, die schon den neuen Orgonstrahler bei mir bestellt haben, sind über die Ergänzung des Chlorophyll-Strahlers/Stabes sehr begeistert, da er eine Lücke geschlossen hat, denn der Orgonstrahler ist meistens mit anderen Dingen beschäftigt und so kann der Chlorophyll-Strahler permanent Gutes tun, als Ergänzung zum Orgonstrahler.

(Dieser Stab ist grün, sieht man auf s/w nicht so gut)

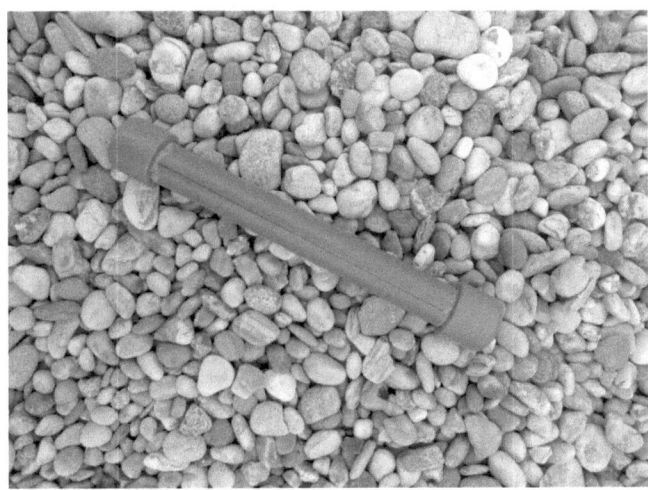

Eine liebe Freundin von uns hat seit etwa drei Wochen jetzt den Chlorophyll-Strahler und geht mit ihrem Hund mehrmals eine Gassi-Runde am Tag! Dabei strahlt sie das Chlorophyll nicht nur zu sich selber, sondern auch zu ihrem Schäferhund und in die Natur hinaus, was ihr und allen anderen sichtlich gut tut!

Dioramen zur Erdheilung:

Wenn ihr für euch etwas Gutes tun möchtet und für die Natur, bzw. die Erde, könnt ihr bei mir auch besondere handgefertigte Dioramen bestellen.

Jedes Diorama hat einen eingebauten Orgonstrahler und sendet pausenlos Heilenergien für die Erde und die Natur aus.Es sind z.Zt. noch 5 Stück da und da jedes ein Unikat ist, können weitere, die ich baue, wenn diese 5 hier verkauft sind, etwas abweichen vom Design her.

Ich habe schon einige verkauft und jeder war begeistert davon! Man hat einen wunderschönen Blickfang und tut außerdem der eigenen Wohnung / Haus, der Umgebung und der Natur Gutes! Jedes Diorama hat etwa die Größe von: 20 x 30 cm.

Bestell-Adresse:

orgon-strahler (ät) gmx.de

Meine homepage für farbige Bilder:
https://orgonstrahler.weebly.com/

Diorama 1:

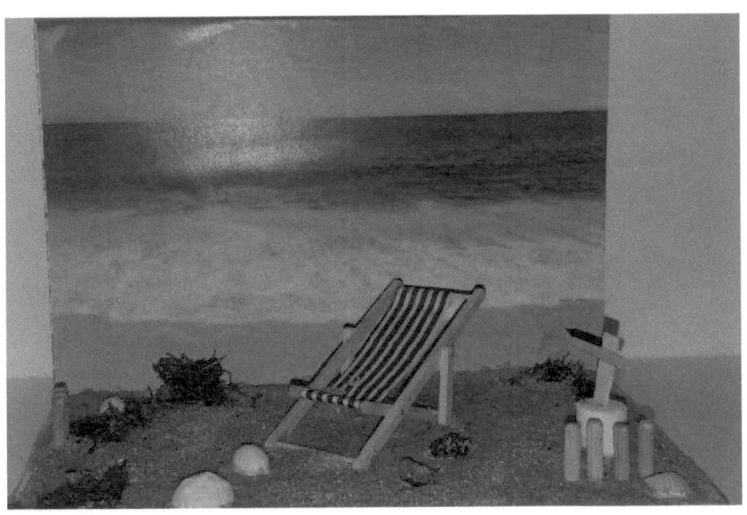

Diorama 2:

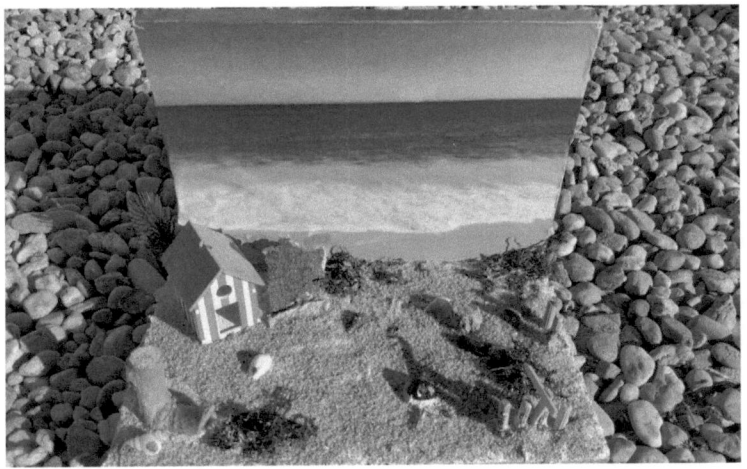

Diorama 3:

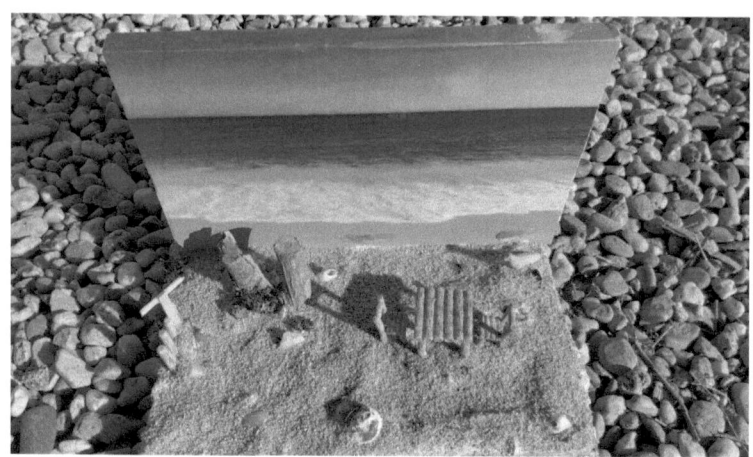

Diorama 4:

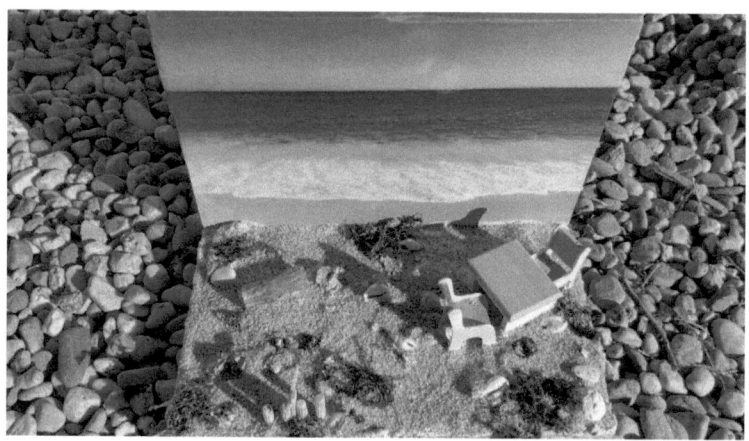

Diorama 5:

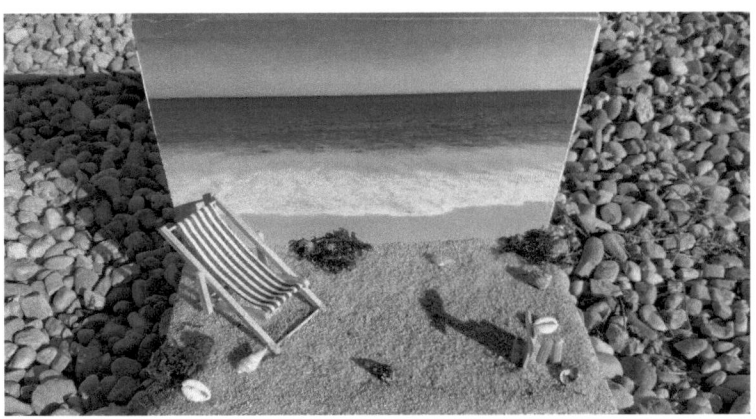

Hier kommen jetzt die Preise: (zzgl. Versandkosten)

Orgonstrahler „Mini" - 180 Euro (inkl. 2 Handelektroden)

Orgonstrahler „Standard" – 200 Euro (inkl. 2 Handelektroden)

Chlorophyll-Strahler - 200 Euro

Chlorophyll-Stab – 200 Euro

Energie-Stab – 200 Euro

Jedes Diorama kostet 200 Euro.

Wichtiger Hinweis:

Bei vielen alternativmedizinischen Methoden ist die Wirksamkeit nach heutigen schulwissenschaftlichen Kriterien nicht zu beweisen. Dies gilt auch für diese Produkte hier. Orgonenergie, Bioenergie sowie energetische Körperstrukturen existieren gemäß den Erkenntnissen der Schulwissenschaft nicht. Demnach hält die Schulwissenschaft es nicht für möglich, dass die Versorgung des Organismus mit Orgon- oder Bioenergie oder Verstrukturierungen des energetischen Körpers einen Einfluss auf das körperliche Wohlbefinden haben. Wir betonen hiermit, dass wir keine Heilwirkungen versprechen können. Die genannten Eigenschaften unserer Produkte beruhen alle auf den Erfahrungen, die im praktischen Umgang damit gemacht wurden. Sie können allerdings mit bislang anerkannten Messmethoden nicht bestätigt werden. Die Messverfahren, welche die Wirkungen nachweisen können, werden aber nach aktuellen wissenschaftlichen Standards nicht anerkannt. Ihr Interesse gilt also Geräten, die auf Ideen der Außenseiterverfahren beruhen. Wir sind deshalb dazu verpflichtet, darauf hinzuweisen, dass unsere Produkte nach herrschenden wissenschaftlichen Erkenntnissen lediglich Placebowirkungen hervorrufen können. Die Benutzung dieses Produktes sollte nicht dazu führen bei gesundheitlichen Beschwerden die Behandlung durch den Arzt oder Heilpraktiker abzubrechen. Die Eigenschaften der hier aufgeführten Produkte finden in alternativmedizinischen Kreisen viele Anhänger. Aus diesem Grund wird ausdrücklich darauf hingewiesen, dass sie ausschließlich als ergänzende Maßnahme verwendet werden sollten. Außerdem stellen sie keinen Ersatz für ärztliche Betreuung dar! Eine medizinische Abklärung und Behandlung der Symptome ist in jedem Falle ratsam. Unsere Produkte sollten nicht anstelle schulmedizinischer Behandlung eingesetzt werden. Dazu sind sie weder in der Lage noch dafür gedacht.